W0204354

Erlaube dir, ganz du selbst zu sein!

… und das Unmögliche für möglich zu halten

Anneliese Busse

© Copyright tao.de in Kamphausen media GmbH, Bielefeld.
Text und Fotos: Privates Fotoarchiv Dr. Anneliese Busse

Autor: Anneliese Busse
Fotos: Anneliese Busse
Layout: Arthur Bernhardt; www.arthur-bernhardt.com

Herstellung: tredition GmbH, Halenreie 40-44, 22359 Hamburg
Verlag: tao.de in Kamphausen Media GmbH, Bielefeld,
www.tao.de, Email: info@tao.de

Bibliografische Information der Deutschen Nationalbibliothek: Die Deutsche Nationalbibliothek verzeichnet diese Publikation in der Deutschen Nationalbibliografie; detaillierte bibliografische Daten sind im Internet über http://dnb.d-nb.de abrufbar.

ISBN Hardcover: 978-3-96240-209-9
ISBN e-Book: 978-3-96240-210-5

Das Werk, einschließlich seiner Teile, ist urheberrechtlich geschützt. Jede Verwertung ist ohne Zustimmung des Verlages unzulässig. Dies gilt insbesondere für die elektronische oder sonstige Vervielfältigung, Übersetzung, Verbreitung und sonstige Veröffentlichungen.

Für meine Mutter
und meine Töchter

Dieses Buch widme ich ganz besonders
allen Müttern und ***allen*** Töchtern
(jede Frau ist eine Tochter)

Mütter und Töchter,

erlaubt ihr euch,
eure mütterlichen (ur-weiblichen) Eigenschaften
zu entdecken und zuzulassen?
Gütig zu sein?
Hingabe, Loslassen, Empfangen und ...
bedingungslose Liebe zu leben?

Männer und Söhne,

erlaubt ihr euch ebenfalls,
eure weibliche Seite zu fühlen?
Sie als eure ebenso wichtige Kraft zu akzeptieren und zu leben?

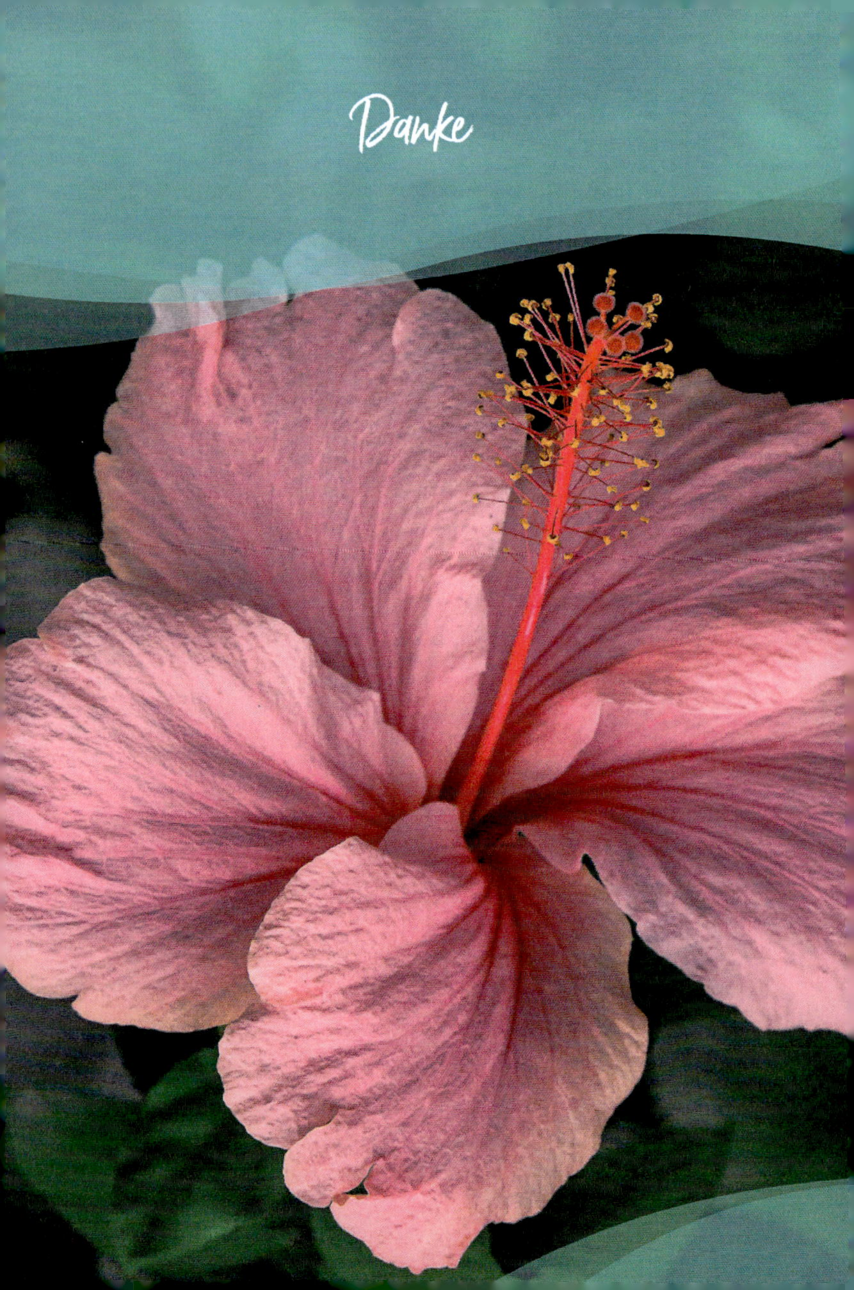
Danke

An alle, mit denen ich Erlaubnis-Erfahrungen sammeln durfte und immer wieder sammeln darf. Die mir täglich spiegeln, wo meine eigenen Wunden und „Baustellen" sind oder die eines jeden Menschen versteckt schlummern. Ohne euch alle wäre dieses Buch nie geschrieben worden!

Hier nenne ich zuerst meine Patientinnen, weil ihre „Erlaube-dir"-Themen mich sozusagen direkt aus der Sprechstundenarbeit zu diesem Buch inspiriert haben. Daher verbinde ich mit dem „Erlaubst-du-dir"-Buch den Wunsch, meine über viele Jahre zusammengetragenen Erkenntnisse mit mehr Menschen zu teilen, als es im Einzelkontakt der Sprechstunde möglich ist. Ich möchte sie inspirieren, die menschlichen Lebenswege mit ihren lehrreichen Hindernissen für die persönliche Entwicklung zu nutzen.

Mein tief empfundener Dank geht besonders an meine Familie – meine Eltern, meinen Mann, meine Kinder, die meine täglichen und „strengsten" Lehrmeister sind.

Als Ärztin für Frauen sehe ich meine Aufgabe auch darin, besonders die „Herzenstüren" von Müttern und Töchtern füreinander und für die wahre Weiblichkeit in sich selbst zu öffnen – in dieser schnelllebigen, leistungsorientierten Welt.

Meine Töchter, euch bin ich unbeschreiblich dankbar für all die tiefgreifenden Erfahrungen und Heilungsprozesse, die wir miteinander und gemeinsam durchleben. Für alles, was dazu beiträgt, die mütterlichen, weiblichen Aspekte in ihrem wahren, ursprünglichen Sinn in jeder von uns zu verwirklichen.

Ebenso danke ich herzlich allen Freundinnen und Freunden für ihre direkte und indirekte hilfreiche Unterstützung.

Meinen spirituellen Lehrern und Helfern möchte ich für alle Unterweisungen, Inspirationen und für ihre Begleitung aus tiefstem Herzen danken. Denn im Grunde bin ich nur ein Instrument, das dazu dient, Weisheit weiterzugeben.

Zum Bücherschreiben wäre ich aus eigener Initiative wahrscheinlich nie gekommen, hätte Stan Geurts mich nicht vor einigen Jahren für zwei Bücher als Mitautorin ins Boot geholt. Ihm danke ich sehr dafür, dass er mich auf dem Weg zum eigenen Buch bestärkt hat.

Ganz besonderen Dank richte ich an meine Freundin Maria Uth. Sie hat mit ihrer Fähigkeit der klaren Sprache das Manuskript immer wieder kritisch geprüft und mir in jeder neuen Entwurfsversion unermüdlich Anregungen zu

Verbesserungen geschenkt.

Christine Lemke, Ingrid Lange und Ina Kleinod danke ich, dass sie die Entwürfe meines Manuskriptes geprüft und wertvolle Anregungen zum sprachlichen Schliff gegeben haben.

Liebe Leserin, lieber Leser,
ohne all die helfenden Wesen, die mich auf ihre Weise unterstützt haben, würdest du dieses Buch, das als Vision begann, nie in der Hand halten.

So, wie sich das Manuskript im Entstehungsprozess immer wieder wandelte, sind ständig auch neue Bewusstseinsprozesse in mir in Fluss gekommen. Damit verändere ich mich stetig, und folglich verändert sich auch meine Wahrnehmung der Welt. Das schafft allzeit neuen Raum für Entwicklung – nun auch für dich.

Mögen alle, die mittelbar und unmittelbar an diesem Buch mitgewirkt haben, sich mit einem Fünkchen „Erlaube-dir" infizieren und es zur eigenen Selbstheilung nutzen können.

Über dieses Buch

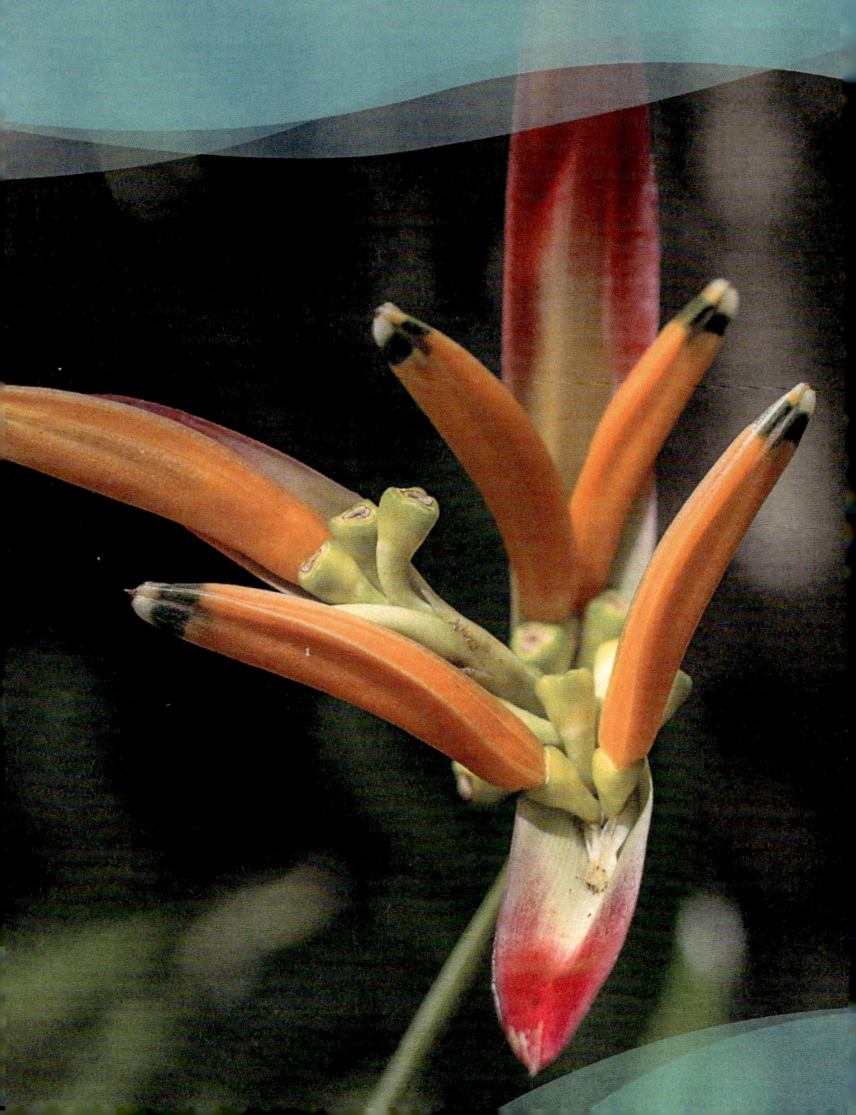

Lebst du *dein eigenes* Leben oder das Leben deiner Glaubenssätze? Erlaubst du dir deine Freiheit und bringst den Mut auf, dein eigenes Leben zu führen? Nimmst du dir die innere Freiheit, ganz du selbst zu sein?

Oder tust du Dinge, um anderen zu gefallen? Folgst du unbewusst deinen Gewohnheiten und lebst du tagein tagaus nach den Wertvorstellungen und Regeln deiner Umgebung? Vielleicht lässt du dich davon ja derart vereinnahmen, dass du deine wahre Natur gar nicht mehr spürst, weil du vergessen hast, wie es sich anfühlt, mit ihr im Einklang zu sein? Dann geht es dir wie so vielen Menschen in der heutigen Zeit.

Erlaube dir, diesen Zustand zu erkennen, zu fühlen, und erlaube dir, das zu verändern, was du nicht mehr möchtest. Erlaube dir, deine inneren Fesseln zu erkennen, von denen du dich befreien kannst.

Wie erkennst du, was du eigentlich willst? Ob dein Denken und Handeln durch „fremde Wertvorstellungen" geprägt ist? Wie erkennst du, ob es unterschiedliche Sichtweisen gibt auf das, was du Wirklichkeit nennst? Es ist eigentlich ganz einfach:

Schlüpfe mit deiner Vorstellungskraft in die Haut deiner Mitmenschen und schaue aus ihrer Sicht auf die Dinge. Sofort öffnet sich dir eine „neue“ Dimension von Realität. Oder stell dir vor, du bist auf einer Wanderung im Gebirge unterwegs (ohne Karte, ohne Navi). Am Anfang irrst du vielleicht im Tal herum und suchst den richtigen Weg. Aber du kannst immer nur ein Stück der Strecke oder die nächste Weggabelung vor dir sehen. Du verläufst dich vielleicht … Irgendwann kommst du am Gipfel an und von hier oben hast du die volle Übersicht über das Gelände. Die neue Perspektive zeigt dir nun eine ganz andere Wirklichkeit.

Im übertragenen Sinn kannst du, wenn du deinen Blickwinkel änderst, Zusammenhänge im eigenen Verhalten wie auch in dem deiner Mitmenschen klarer erkennen. Das ist eine Art „Aufwachen“. Du nimmst jeden Augenblick bewusster wahr, auch deine eigenen Emotionen. Spüre, ob sich das, was du tust oder tun „sollst“, stimmig anfühlt. Aus einer Art Beobachtungsposition auf Situationen zu schauen, eröffnet dir viel bessere Möglichkeiten, *deine Wahl zu treffen, wie du das Jetzt gestalten willst. Genau das setzt deine wahre schöpferische Kraft frei. Du kreierst dein Leben –* in jedem Moment, in jeder Situation.

Erlaube dir, authentisch und selbstbestimmt zu sein und dein Leben von jetzt an eigenverantwortlich(er) zu gestalten. Authentisch zu sein, heißt vor allem, ganz selbst und echt zu sein. ***Erlaube dir*** also, an deinem tiefsten Ort in dir selbst diese Authentizität zu finden. Der Ort, an dem du dich selbst verstehst und an dem du erfährst, wer du *wirklich bist*. Dort kannst du dich mit deiner tiefen inneren Weisheit verbinden und das strahlende Licht deiner Seele entdecken. ***Erlaube dir***, es jeden Augenblick neu zum Leuchten zu bringen – für dich selbst und für die Welt.

Möchtest du – wie alle Menschen – glücklich sein, geliebt werden und nicht mehr leiden müssen? Vielleicht bist du unglücklich in deiner Ehe, in deinem Beruf, oder du bist unzufrieden mit deinem Körper, leidest unter Krankheit und hast Schmerzen.

Was immer es sei, im Sinne der östlichen Philosophie ist Leiden jeder Zustand, in dem wir *nicht glücklich* sind, nicht im Einklang mit unserer wahren Natur sind. Natürlich hat jeder Mensch zunächst seine persönliche Vorstellung von Glück, denn eine „objektive" Definition gibt es nicht.

Für jeden ist der Weg zum Glück individuell und besonders. Doch führen alle Wege irgendwann zu dem einzigen Ziel: im Einklang mit unserer wahren Natur zu sein. Wir wünschen uns tief im Inneren, unsere Seele in jedem Moment durch die Persönlichkeit strahlen zu lassen.
Wenn wir im Einklang mit unserer wahren Natur sind, sind wir im Grunde auch eins mit der Welt.

Die vielen Herausforderungen, die dir im Leben begegnen – positive wie negative – könntest du als eine von vielen Möglichkeiten begreifen, dein authentisches Wesen zu erkunden und all deine verschiedenen Aspekte kennenzulernen. Es liegt in deiner Natur wie auch in der aller Lebewesen der Erde, zu wachsen und sich zum vollen Potenzial weiterzuentwickeln.

In jedem Menschen wirken „helle" wie „dunkle" Charaktereigenschaften, jedoch ist es möglich, diese gegensätzlichen Energien friedvoll zusammenzuführen. Du kannst dich mit allen deinen Wesenszügen und deinem Temperament immer mehr in Harmonie bringen und wissen, es sind wichtige Schritte auf deinem Weg zum Heil-Werden.

Die gegensätzlichen Energien heißen in den fernöstlichen Heilweisen „Yin“ und „Yang“. Darunter versteht man weiblich und männlich, dunkel und hell, Intuition und Verstand, Schwäche und Stärke, Ruhe und Bewegung, usw. Indem du diese Kräfte in dir „identifizierst“, erhältst du die Chance, sie Schritt für Schritt in Harmonie zu bringen und deiner Heilung ein Stück näherzukommen.

Sich als einen Menschen mit *allen* Aspekten zu erfahren und anzunehmen, stellt *einen* Weg dar, dieses Ziel der Harmonie anzusteuern und Authentizität auch im spirituellen Sinn zu erlangen. Insbesondere wenn die Hauptkräfte *Yin* und *Yang* im alltäglichen Leben, in der Natur und *in dir* gleich stark sind, kann Frieden entstehen und Heilung geschehen.

Erlaube dir, all deine verschiedenen Wesenszüge zu erkennen und zu beobachten, auf welche Weise die gegensätzlichen Energien Yin und Yang in deinem Leben wirksam sind. ***Erlaube dir***, in jedem deiner Lebensumstände diesen tieferen Zusammenhang zu erforschen.

Ob du in einer persönlichen Krise steckst, unter einem schweren Verlust leidest, trauerst, bedrohlich erkrankt bist oder sehr einsam bist – all das kann eine *völlig neue Bedeutung* für dich gewinnen.

Du bist als Mensch ein komplexes System, in dem Seele *und* Körper *und* Geist/Bewusstsein zusammenspielen – und deine Heilung kann auf jeder dieser Ebenen geschehen. Ein altes Sprichwort sagt: „aus Erfahrungen lernt man." Die hier in diesem Kompendium zusammengetragenen ***Erlaubnis***-Fragen zeigen dir, wo Lern-Erfahrungen im Alltag zu finden sind – sie können dich anregen, über deine Erlebnisse nachzudenken. Die Beschäftigung mit diesen Fragen kann dir helfen, dich selbst in solchen Situationen genauer wahrzunehmen und deine Lebenswirklichkeit besser zu verstehen. Dabei wird dir auch klar, wie und warum du auf deine Realität so oder so reagierst.

Die ***Erlaubnis***-Fragen bieten dir vielleicht wertvolle Inspirationen und führen zu hilfreichen Einsichten über deine ganz persönlichen *Prägungen*, *Verhaltensmuster*, *Glaubenssätze* und sonstigen Begrenzungen in deinen Beziehungen, im Beruf und im Umgang mit deinen tiefsten Bedürfnissen. Die ***Erlaubnis***-Fragen können dir aber vor allem dabei helfen, *wieder auf dein Herz zu hören*!

Vielleicht gelingt es dir mit dieser einfachen *mentalen Praxis*, gerade im Alltag bewusster zu werden und all die kostbaren Augenblicke wahrzunehmen, in denen dir ein Blick auf das Licht ermöglicht wird, das du unbewusst suchst, das schon immer in dir strahlt – das aber im Menschsein gerade verborgen ist. Dann wirst du auch ein wenig mehr Liebe zu dir selbst entdecken und dich wieder mit deinem Ursprung verbinden, der wahre LIEBE ist.

Erlaube es dir!

Erlaubst du dir Yin?

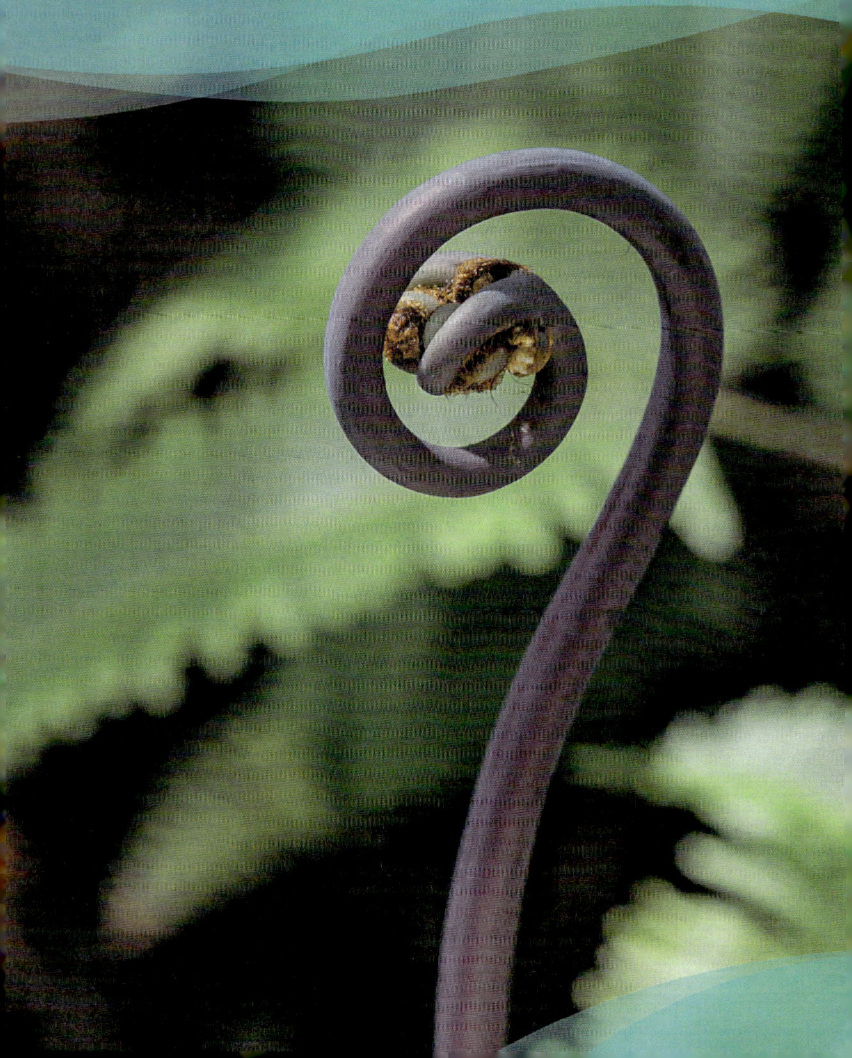

Was ist wohl damit gemeint, mütterlich zu sein, das Ur-Weibliche zu leben?

Ur-weiblich, mütterlich – sind das altmodische Begriffe aus dem letzten Jahrtausend? Und zudem auch oft mit vielen Vorurteilen belastet?

Gerade in einer Zeit, in der Yang (Kraft, Dynamik, Aktivität, Leistung, Denken usw.) ausufernd gelebt, bewundert und belohnt wird, aber leider auch in Gewalt eskaliert, ist es gut, das Ur-Weibliche, die Yin-Energie-Aspekte im Menschsein wieder in sich wahrzunehmen und zu aktivieren: bewusstes, liebevolles, gütiges Annehmen und Loslassen, Hingabe an einen Moment oder eine Situation. Das bedeutet keineswegs Opferhaltung oder Kapitulation, sondern *bewusste Eigenverantwortung und Authentizität*. Schau, wie es gemeint ist.

Wie findest du – Frau wie Mann – nun heraus, ob und wie du mütterlich sein kannst? Das erfährst du, wenn du dich in jedem Augenblick bemühst, dir bewusst zu sein, was oder *wer* dein Denken, Fühlen und Handeln *bestimmt*. Nachspürst und beobachtest, welche Emotion im Jetzt an die Oberfläche kommt und dich lenkt. Du erlebst im Alltag unzählige Situationen, in denen du üben kannst.

Dieses Buch möchte dir Begleiter sein, es möchte dich inspirieren, dich und deine Gewohnheiten zu erforschen. Das kann dir helfen, in den Herausforderungen des Alltags deine Bewusstheit zu schulen und neue Aspekte der Wirklichkeit zu entdecken. ***Du hast eine Wahl!***

Ich höre mich in Gesprächen mit meinen Patientinnen immer öfter den Satz sagen: „Erlauben Sie sich …, lassen Sie es zu, dass …"

Aus diesen Erfahrungen erschien eines Tages während der Fahrt zu meiner Praxis spontan das konkrete Bild für ein Buch vor meinem geistigen Auge. Ich sah es ganz klar vor mir – ein Buch mit Erlaubst-du-dir-Fragen, illustriert mit einer Auswahl meiner Pflanzenfotos. Pflanzen und Blüten in jeder Form begleiten mich seit meiner Kindheit und sind mir immer eine Quelle der reinen Freude. Sie bedeuten mir Nahrung für Herz und Gefühl. Und natürlich stehen sie symbolisch auch für viele Aspekte des Weiblichen: Schönheit, Sensibilität, Empfänglichkeit, Annehmen, versteckt oder unscheinbar sein u.v.m.

Gleich nachdem die Buch-Vision vor meinem inneren Auge aufgetaucht war, übernahm der Verstand jedoch wieder die Kontrolle, stellte die Idee infrage, urteilte darüber und verunsicherte mich mit tausend Zweifeln.

Und trotzdem ließ mich das Thema nicht los. Bei jedem neuen *Erlaube-dir* im Alltag machte ich mir weitere Notizen, denn für mich fühlte es sich an, als ob das Buch selbst darauf drängte, geschrieben zu werden. So reifte in mir schließlich der Entschluss, tatsächlich der Inspiration zu folgen und die Erlaubnis-Beispiele auszuarbeiten. Nun sind sie zu einem Buch zusammengewachsen.

Fragen können wie ein Echo oder Mantra in dir nachklingen und dich in jeder Situation erinnern, deine eigenen Programmierungen und Verhaltensmuster aufzuspüren und wie durch eine Lupe vergrößert zu erforschen – auch gerade die unbewussten.

Jede Frage kann dich der Erkenntnis der Größe deines wahren Selbst ein Stück näherbringen. Jede neue Seite, jede neue Frage – selbst wenn du sie zweimal, dreimal, zehnmal oder hundertmal liest – stößt jedes Mal genau die Tür in dir auf, die gerade durchschritten werden *soll*. Mit der Konsequenz, im Laufe der Zeit eine neue Selbst-Bewusstheit und Authentizität zu entwickeln.

Erlaube dir und deiner Intuition, zu entscheiden, was du aufgreifst und was nicht. ***Erlaube dir***, herauszufinden, *was das Mütterliche* im Menschen und ganz besonders *in dir ausmacht.*

Erlaube dir, dich zu freuen, deine wahre Natur zu enthüllen und zu leben. Gerade in der tiefgründigen Reflexion über die Erfahrungen, die täglich in dem Buch *deines* Lebens auftauchen und die auf *dich* zukommen, wirst du lernen, das Mütterliche, die ur-weiblichen Aspekte, die bedingungslose Liebe der Schöpfung in dir zu entdecken. Dieses Buch ist nur eines von vielen Werkzeugen auf diesem Weg.

Nichts Neues steht hier, nur vielleicht anders, als du es bisher kennst. Es stellt dir lediglich Fragen, die zu dir gehörenden ***Antworten sind bereits in dir***. Alles intuitive Wissen ist in jedermann/jederfrau vorhanden, aber leider nicht jederzeit zugänglich. Das Buch kann dir helfen, dich an deine spirituelle Authentizität zu erinnern. (engl. „spirit" = Geist, Bewusstsein)

Je nach Lebensphase und persönlicher Situation benötigen Menschen unterschiedliche Hilfsmittel und Begleitung für ihre Lebensarbeit. So kommt jedes Werkzeug zur richtigen Zeit zu dir. Du und ich, wir alle machen uns durch unsere eigene Brille schauend eine eigene Vorstellung von den Dingen des Lebens, von dem, was wir Realität nennen. Unendlich viele menschliche Konflikte und unendlich viel Leid werden allein aus der Haltung geboren und genährt, dass jeder seine Welt für die einzig wahre hält.

Dass du jetzt dieses Buch liest, kann bedeuten, dass möglicherweise gerade die im Buch bearbeiteten Fragen bei dir den richtigen „Knopf" drücken, der deinen Selbstheilungs-Prozess anstößt oder voranbringt.

Erlaube dir, zwischendurch bei den Fragen innezuhalten und bewusst zu atmen, um in deine Tiefe vorzudringen, Gefühle, Motivationen zu untersuchen, sie zu unterscheiden, zu trennen, zu fokussieren. Mit konzentrierter Atmung öffnest du deine inneren Türen und beruhigst den Geist.

Wenn du das Buch komplett gelesen hast, wirst du tiefer erfahren und verstanden haben, was dir möglicherweise jetzt noch theoretisch und abstrakt erscheint.

Im Anhang des Buches kannst du zusätzlich schnell auf die Anleitung einer Atem-Meditation zugreifen.

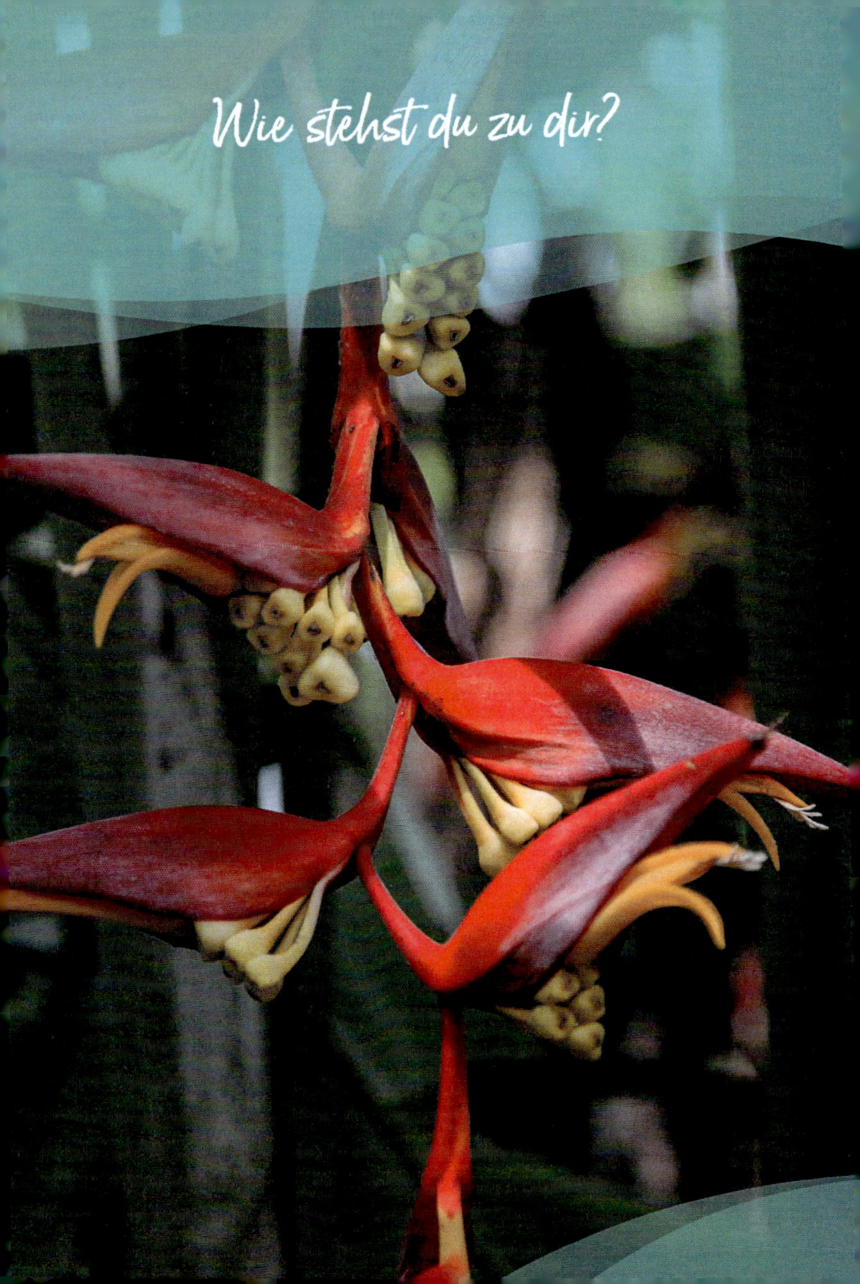
Wie stehst du zu dir?

Entspricht mein Denken und Handeln tatsächlich immer meinen tiefsten inneren Bedürfnissen?

Warum wäre es gut für mich, mir selbst eine Erlaubnis zu geben für dieses oder jenes?

Wer ist so streng mit mir?

Warum bin ich so streng mit mir?

Woher kommt Strenge in mir?

Wer oder was blockiert das Liebende in mir – immer wieder und immer wieder?

Welcher innere Antrieb verbietet mir oder veranlasst mich, so zu handeln, wie ich es im Alltag tue?

Warum kann ich meiner inneren Stimme nicht immer folgen?

Warum brauche ich im Leben „meine" Widrigkeiten?

Worauf weisen sie mich hin?

„Erkenne dich selbst, dann erkennst du Gott“ rät seit nahezu 2.500 Jahren die von Sokrates verfasste Inschrift des Orakels von Delphi. Menschen interessieren sich offensichtlich schon Tausende von Jahren für dieses Thema. Ich interpretiere es für dich so: Werde der, der du wirklich bist! Erfahre die Größe deiner Seele, werde eins mit dem Strahlen deiner Seele!

In der heutigen Zeit voller Wandlungen sind alle Menschen (viele davon vielleicht eher unbewusst) auch auf der Suche nach einer neuen Rolle als Frau und als Mann. Das ist sicherlich ein schon lange überfälliger Prozess, denn das Zusammenspiel von Yin und Yang war und ist noch stark zum Yang hin verschoben. Frauen entwickeln mehr Eigenständigkeit und leben eine Stärke (Yang), die zahlreiche Männer irritiert (so die Äußerung eines Mannes). Viele fühlen sich in ein Spannungsfeld zwischen überlieferten Vorbildern und den aktuell extrem schnell sich wandelnden gesellschaftlichen Strömungen hineinmanövriert.

Als Frau wie als Mann wirst du heutzutage herausgefordert, manche alte Gewohnheit der eigenen Rolle loszulassen und dich auf Neues einzulassen. Das verlangt Mut und gute Verbundenheit mit dem Herzen, wenn scheinbar unbekannte, unerwartete Situationen auf dich zukommen.

Du brauchst einerseits Raum, um deine Individualität und Authentizität zu entfalten. Andererseits möchtest du gleichzeitig wie jeder Mensch auch in Beziehungen und in der Gemeinschaft aufgehoben sein.

Wir Menschen sehnen uns danach, geborgen zu sein, eins zu sein mit anderen. Als soziale Wesen nährt es unser Herz, in Beziehungen mit Freude zu geben und zu nehmen, einer Freude, die echt ist, wenn sie ohne Wenn und Aber aus einem elementaren Gefühl von tiefer Dankbarkeit entspringen kann. Exakt solche Beziehungsarbeit fördert außerdem bei beiden Geschlechtern nachgewiesenermaßen körperliche und seelische Gesundheit bis ins hohe Alter.

Ebenso ist es absolut menschlich, ständig zwischen den Polen von Anziehung und Aversion zu pendeln. Heute klammerst du dich an einen geliebten Menschen, morgen suchst du schon Distanz und Freiraum. Wir brauchen Beziehungen, letztendlich auch eine Beziehung zu uns selbst. Und hier schließt sich der Kreis: Um die Beziehung zu uns selbst zu erforschen und zu heilen, ist es wichtig, jede Situation, jede Beziehung als Spiegel aufzufassen und zu akzeptieren.

Andere sind deine Spiegel?

Löst das erst mal Widerstand in dir aus?

Nimm den Widerstand wahr und beobachte bei der nächsten „Konfrontation", was mit dir passiert, wenn du deine unliebsamen Schattenseiten gespiegelt bekommst.

Erlaubst du dir, dich mit Gedanken ans Alter oder Symptomen des Alterns zu befassen?

In unserer Kultur stellt das Älterwerden und alle damit verbundenen Veränderungen eines Menschen eine zunehmende Herausforderung dar, sowohl für den Einzelnen als auch für die Gesellschaft.

Wie sehr manipulieren oder verletzen „andere" – heutzutage meist programmiert durch Medien, Mode und „Jungbleiben-Wahn" – das Selbstwertgefühl der Alternden und lassen es an Wertschätzung mangeln? Oder wie sehr lassen sie sich unbewusst beeinflussen?

Was schätzt oder fürchtest du am Altwerden?

Über das Altern müsste nicht nur ein eigenes Buch geschrieben werden, sondern es sollte auch in Vorträgen und Gesprächen ein ganzheitliches, holistisches Bild der Lebenszyklen eines Menschen aufgezeigt werden. Dazu zählt alles, was sich auf körperlicher, emotionaler, intellektueller und spiritueller Ebene vollzieht – positiv wie negativ.

Ist dir klar, dass beispielsweise neue Forschungen über die Neuroplastizität des Gehirns (Fähigkeit des Gehirns, entsprechend seiner Nutzung ganze Hirnareale zu verändern) beweisen, dass es möglich ist, lebenslang zu lernen und den Organismus an seine Herausforderungen anzupassen, ihn daran „wachsen" zu lassen?

Ist dir klar, dass umgekehrt leider auch Fähigkeiten verkümmern, wenn sie nicht mehr abgerufen und geübt werden?

Was aber passiert in unserer Gesellschaft mit alten Menschen?

Die Entwicklungen des Menschenlebens auf allen seinen Ebenen – wie Körper, Seele und Bewusstsein – können nicht länger als getrennt voneinander wahrgenommen werden. Und gerade in einem Zeitalter, in dem nach Mitteln für Langlebigkeit und Unsterblichkeit geforscht wird, ist es immens wichtig, sich mit derartigen Gedanken ernsthaft auseinanderzusetzen und neue Perspektiven zu entwickeln.

Wirf einen Blick in andere Länder und deren Kulturen oder denke auch an die Zeiten unserer Vorfahren – du wirst sehen, dass komplexe Gesellschaftsstrukturen, in denen Jung und Alt zusammenleben, durchaus gegenseitige Achtung und Wertschätzung erleben. Wo das Yang und die Kraft der Jugend ergänzt wird durch die Erfahrung, die Weisheit und Gelassenheit der Älteren (Yin). Jeder hat seinen Platz, keine Altersgruppe wird ausgegrenzt oder verliert an Wertschätzung. Zugegeben, das ist ein Idealbild, das ich hier beschreibe. Aber dürfen wir uns nicht erlauben, nach Idealen, nach höheren Zielen zu streben, um uns zu entwickeln?

Ein ganz reales alltägliches Beispiel aus der Praxis: Junge Familien googlen im Internet ihre Fragen zur Säuglingspflege, fühlen sich oft überfordert, weil die liebevolle Hilfe und Erfahrung der Großeltern, Tanten und Onkel nicht mehr gewollt oder nicht verfügbar ist. Was resultiert daraus? Mehr Freiheit und Unabhängigkeit? Mehr Überforderung, Stress, Alleinsein, Einsamkeit?

Die Natur strebt nach Balance und Harmonie

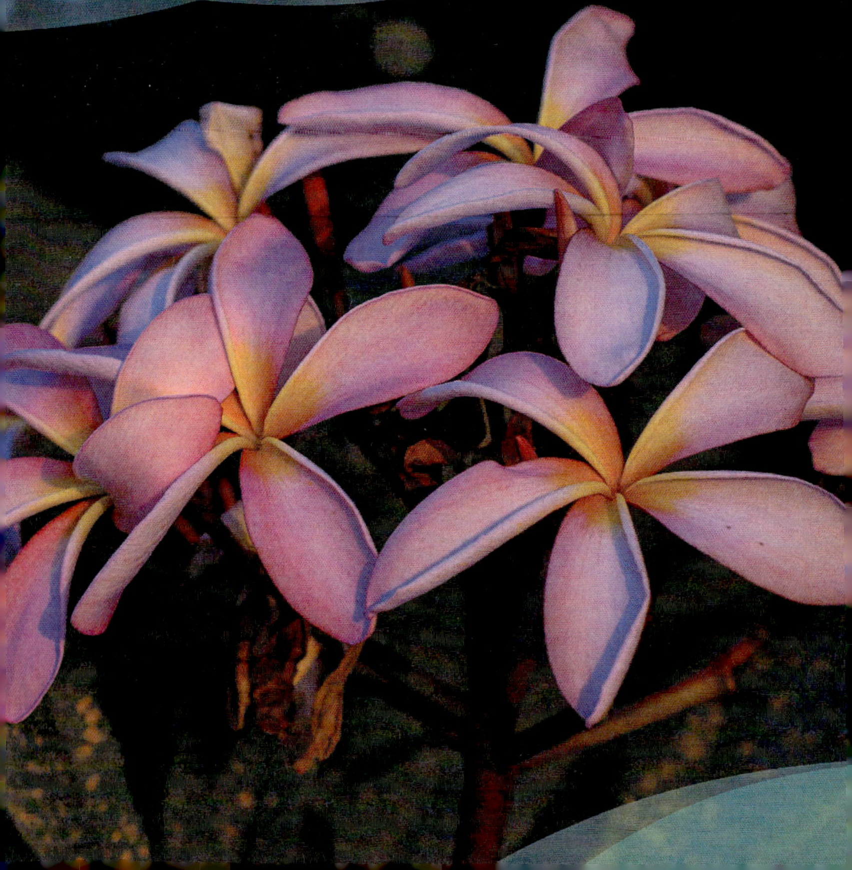

In fernöstlichen Traditionen werden seit Jahrtausenden die komplexen Zusammenhänge und energetischen Aspekte der Schöpfung symbolisch mit den Begriffen „Yang“ (männlich) und „Yin“ (weiblich) beschrieben. Damit sind dort nicht allein menschliche Qualitäten gemeint, sondern es ist ein Bild für die ***perfekte Balance der Kräfte, die den Kosmos*** ausmachen:

Das männliche Prinzip der Schöpfung repräsentiert Bewusstsein, Wissen, Klugheit und kreative Initiative.

Das weibliche Prinzip der Schöpfung repräsentiert die kreative Kraft, das alles auf allen Ebenen mit Leben zu füllen, was durch das männliche Prinzip an Wissen und Verständnis initiiert wurde. Klingt das noch ein bisschen abstrakt? Es ist auf jeden Fall ein faszinierendes Denkmodell, das die moderne Wissenschaft mehr und mehr bestätigt.

Als Menschen sind wir Geschöpfe dieses Universums, und so fließen und wirken die energetischen Aspekte männlich/weiblich in jedem Individuum. Wir können uns als Übende betrachten, die unbewusst im Leben die perfekte Balance dieser Energie für sich anstreben. Als im Ursprung geistige Wesen sind wir durch unser Bewusstsein mit dem Kosmos in ständiger Verbindung und in ständigem wechselseitigen

Austausch. Im Grunde haben wir Zugang zu allen seinen Informationen. Je mehr wir diese Dimension unseres Daseins bewusst in jedem Augenblick sehen können, desto mehr sind wir in der Lage, aus authentischer Präsenz heraus die Herausforderungen des täglichen menschlichen Miteinanders gelassener zu leben.

Wir können immer versuchen, in jeder Situation das „bigger and vaster picture“ zu suchen. Alles aus höherer Perspektive neutral beobachtend wahrzunehmen. Der Verstand erfährt dabei mehr Zufriedenheit und das Herz kommt in innerem Frieden zur Ruhe. In solch einem Zustand von Gelassenheit und Frieden öffnet sich eine Tür, um aus der Kraft des höheren Selbst zu handeln.

Abgesehen von dieser spirituellen Sicht ist natürlich so ein Zustand für Körper und Geist sehr beruhigend, Energie spendend und friedvoll.

Geboren werden – sterben, Tag – Nacht, Mangel – Überfluss, jung – alt, allein – gemeinsam, weiblich – männlich, Yin – Yang, positiv – negativ, hell – dunkel, Sonne – Mond, Freude – Trauer, Vertrauen – Angst, Ruhe – Bewegung, Frieden – Streit, Anziehung – Abstoßung, Sympathie – Aversion, um nur einige wenige Beispiele zu nennen, lassen uns jederzeit unmissverständlich fühlen und erfahren, dass sich das Leben auf der Erde im Rhythmus zwischen zwei Polen abspielt. Alles Materielle hat zwei Seiten, die Dualität ist ein Naturgesetz. Selbst wenn scheinbar nur eine Seite wahrnehmbar ist, existiert immer die „Gegenkraft“ oder der komplementäre Aspekt dazu.

Sogar in der Verwirklichung von Herzenswünschen durchkreuzen manchmal unbewusst innere „Gegenspieler“ den geradlinigen Weg zum Ziel. Oft zeigen sich solche inneren Blockaden in äußeren Widrigkeiten, „Komplikationen“, die die Umsetzung sabotieren können. Unser Verstand ist unablässig beschäftigt mit Gedanken – positiven wie negativen. Diese allzeit aktive plappernde Gedankenebene schwächt und boykottiert oft den geraden Weg zum Ziel, welches das klare Bewusstsein sich gesetzt hatte.

Erforsche in dir ehrlich, ob es sein kann, dass unbewusste Wiederholung von zweifelnden Gedanken die Umsetzung deines Herzenswunsches schwächt.

Ist deine Absicht, deine Vorstellung deines Vorhabens hundertprozentig klar fokussiert?

Der Weg zum ersehnten Ziel wird frei, sobald du die Gegenkraft im Innen und im Außen erkennst, auflöst und liebevoll loslässt.

Alle Phänomene des Lebens auf dem Planeten Erde wollen als Ganzes erfahren, wahrgenommen und anerkannt werden. Alles gehört dazu – das Positive wie das Negative. Und alles und jedes/jeder ist auf seine einzigartige Weise etwas Besonderes und in seiner Essenz okay!

Erlauben wir uns, diesen Gedanken mit Leben zu füllen? Ihn liebevoll anzunehmen? Uns selbst anzunehmen? So, wie wir gerade jetzt sind?

In meinem beruflichen Alltag als Gynäkologin stehe ich natürlich zum überwiegenden Teil mit Frauen in Kontakt. Gerade Frauen fühlen sich häufig durch die multiplen Anforderungen in Beziehungen, Beruf und Familie unter hohem Leistungsdruck stehend. Ist es nicht das kulturelle Verständnis von Perfekt-sein-Wollen, Leistung-Zeigen und Selbstwertgefühl-Stärken, was sie weiter in diesem Kreislauf funktionieren lässt? Noch regiert die männliche Energie (Yang) die Glaubenssätze und Handlungsweisen der heutigen westlichen Welt.

Im Grunde strebt die Natur an, sich in Harmonie und Vollkommenheit zu entfalten. Alle Kräfte und Energien des Lebens auf der Erde möchten immer wieder ins Gleichgewicht gelangen, und deshalb ist es auch für jeden Menschen wichtig, neben dem männlichen Yang ebenso den weiblichen Energieaspekt Yin in sich lebendig sein oder werden zu lassen.

Bei aller sogenannten Emanzipation und Aufklärung sind ganz besonders Frauen in der Tradition der westlichen Gesellschaft bereit (meist unbewusst oder gegen besseres Wissen), sich anzupassen und „selbstlos" zu reagieren. Selbstlos – das Wort benutzt die Gesellschaft in der Hauptsache in der Bedeutung von „nicht egoistisch sein". Altruistisch zu handeln, uneigennützig zum Wohl anderer, schätzen wir noch sehr im Sinne des sozialen Miteinanders. Lässt man das Wort „selbst-los" tief im Inneren nachklingen, taucht der Gedanke auf, dass es überdies den Aspekt eines Verlustes beschreibt: Frauen (und auch Männer) haben sich von ihrem wahren Selbst distanziert, haben den Kontakt zur eigenen Mitte verloren.

Die hier aufgenommenen Themen stammen aus der Vielfalt der Lebensschicksale, in die ich Einsicht nehmen durfte und darf. Aus den Praxisgesprächen mit meinen Patientinnen schien das Buch sich ursprünglich an die Zielgruppe „Frau" richten zu wollen. Auch wenn es scheinbar aus der Perspektive der Frau aufgerollt ist, möchte ich selbstverständlich auch alle interessierten männlichen Leser ansprechen! In Unterhaltungen mit Männern ist mir aufgefallen, dass es Frauen und Männer gleichermaßen betrifft, in Glaubenssätzen gefangen zu sein.

Es entwickelt sich für viele ein Bedürfnis, sich selbst liebevoll wertschätzend etwas zu erlauben, was den programmierten Verhaltensmustern des bisherigen Lebens widerspricht.

An anderer Stelle dieses Buches gehe ich näher darauf ein, wie das Weibliche und das Männliche in jedem Menschen wirken und dass somit jede Frau und jeder Mann mithilfe der Inspirationen in diesem Buch ihre/seine weiblich-männlichen Energieaspekte erforschen kann.

In den letzten Jahren sehe ich gleichzeitig, dass viele Frauen jetzt zunehmend Eigenverantwortung übernehmen und sich in jeder neuen Situation selbst Entscheidungen über ihr Tun erlauben möchten.

Was bedeutet es für dich, Eigenverantwortung zu übernehmen? Fühlst du dich freier, eigenverantwortlich zu handeln? Oder steigt Angst in dir hoch?

Erkennst du die Chance, aus deinen oft unbewusst oder bewusst akzeptierten Gewohnheiten aussteigen zu können? Die sogenannte Opferrolle abzulegen und in die eigene innere Kraft zu gelangen?

Selbst wenn schon bewusst begonnen wird, den Weg in die eigene Kraft zu gehen, durchkreuzen die alten, im „System Mensch" wie Engramme (fest im Nervensystem gespeichert) verankerten Denk- und Verhaltensmuster noch oft genug diese Entwicklung. Auch die „Rückfälle" darf Frau/Mann sich erlauben – der Weg ist das Ziel und jeder Augenblick ist wichtig und richtig.

Allen modernen Bestrebungen nach sogenannter Emanzipation zum Trotz verharrt eine überraschend große Anzahl von Menschen weiterhin für lange Zeit in Lebenssituationen (in Beziehungen, Berufen usw.), die weder ihren wirklichen Weg unterstützen noch ihrem wirklichen Weg entsprechen. Auch dies kann oft zu Krankheit führen.

Krankheit ist meist mit Leid, Schmerz und Nicht-haben-Wollen verbunden. Krankheiten geben Menschen aber auch Raum, sich zu erlauben, von nun an ihre bisher scheinbar „negativen“ oder unerwünschten Eigenschaften zu (er)leben und damit alle Seiten ihres Wesens zu akzeptieren oder für alle (und noch wichtiger für sich selbst) sichtbar zu machen. Es sind beispielsweise solche ***Wesensaspekte***: schwach, leise, zurückgezogen, passiv, leidend, kreativ, sensibel und fühlend zu sein.

Mit dem Durchleben einer leidvollen, unangenehmen Situation und dem tiefen, ehrlichen Zulassen aller aufkommenden Gefühle kann dein Heilungsprozess beginnen. Dir deine Wut, deine Angst, deine Trauer, deinen Schmerz, deine Müdigkeit, deine Freude, deine Kreativität, dein ganzes So-Sein zu erlauben und alles, so, wie es gerade ist, anzunehmen, das lässt mit der Zeit ***alle*** deine Wesensanteile wieder zu dir gehören, macht dich „ganzer“.

Du integrierst und heilst Wesensanteile,

- von denen du dich abgespalten (unbewusst abgewandt) hast,
- die du an dir ablehnst, die du bei anderen ablehnst,
- die dir Angst machen, Schmerz bereiten,
- die Wut, Trauer usw. in dir auftauchen lassen,
- die zu fühlen du dir schon ewig nicht mehr erlaubt hast.

Beispielsweise behaupten Menschen oft, dass sie etwas „gut wegstecken" können, nachdem sie Traumata erlitten haben. Wegstecken, Verdrängen und Vergessen sind eine Art Selbst-Rettungs-Reaktion, die der Seele als Schutzfunktion dient, um unter dem traumatisch erlebten Schmerz nicht ständig leiden zu müssen oder gar dadurch im Alltag lebensuntüchtig zu sein.

Tatsächlich aber lässt sich nichts wirklich für immer wegstecken. Unser System vergisst nichts. Keine Information geht wirklich verloren. Der betroffene Gefühlsanteil existiert weiterhin im Menschen, aber eingeschlossen in den tiefen, schwer zugänglichen Schichten des Unterbewusstseins. Irgendwann im Leben kann irgendein aktuelles Vorkommnis den „vergessenen" Schmerz über die seelische Ebene oder auch maskiert als körperliches Krankheitssymptom wieder an die Oberfläche holen, um das alte Trauma in die Heilung zu führen.

So können Erlebnisse in der Natur, intensive Begegnungen mit Menschen oder Tieren, Therapien, Musik usw. oder auch Bücher wie dieses als „Trigger“-Werkzeuge dienen.

Du entscheidest bewusst und unbewusst, was dabei geschehen kann.

Vertraue darauf, dass nur so viel in dir reagiert, wie du es in diesem Moment verkraftest.

Die Zeit scheint nun reif zu sein, neben den Energiemustern des Denkens, Planens, der Ansammlung von Wissen und des Analysierens (Yang) auch wieder dem Fühlen, Ahnen, Geschehen-Lassen, dem Annehmen und der Hingabe an die bedingungslose Liebe (Yin) Raum zu geben. Das Pendel muss nun nicht unbedingt ins andere Extrem schwingen. Es geht, wie so oft im Leben, nicht um „entweder-oder“, sondern um „sowohl-als-auch“.

Frau und Mann dürfen sich erlauben, ihre Yin- und Yang-Wesensarten wieder mehr zu leben.

Frau, erlaube dir, Frau zu sein, und fühle dich nicht getrieben, eine Rolle als Mann im Frauenkörper leben zu müssen. Du darfst dich wieder an deine ur-weiblichen (ur-mütterlichen) Energien und Bedürfnisse erinnern, sie als deine weibliche Kraft in und an dir neu entdecken und erfahren. Sei einfach Frau!

Mann, erlaube dir, neben deiner männlichen Kraft und Dynamik auch deine feminine, feinfühlige und liebevolle Seite in dir wahrzunehmen und zu leben, ohne Angst davor zu haben, dass du deine Männlichkeit und Stärke verlierst. Sei einfach Mann!

Frau und Mann, es geht einfach nur um das Wiederentdecken, um die Integration der unterschiedlichen Wesensanteile, die ihr in eurem Inneren in den Schatten gedrängt habt (bewusst oder unbewusst) – in dem Glauben, sie dahin schieben zu müssen. Es geht nichts verloren, ihr könnt nur etwas gewinnen.

Ihr gewinnt den Zugang zu eurem wahren Selbst!

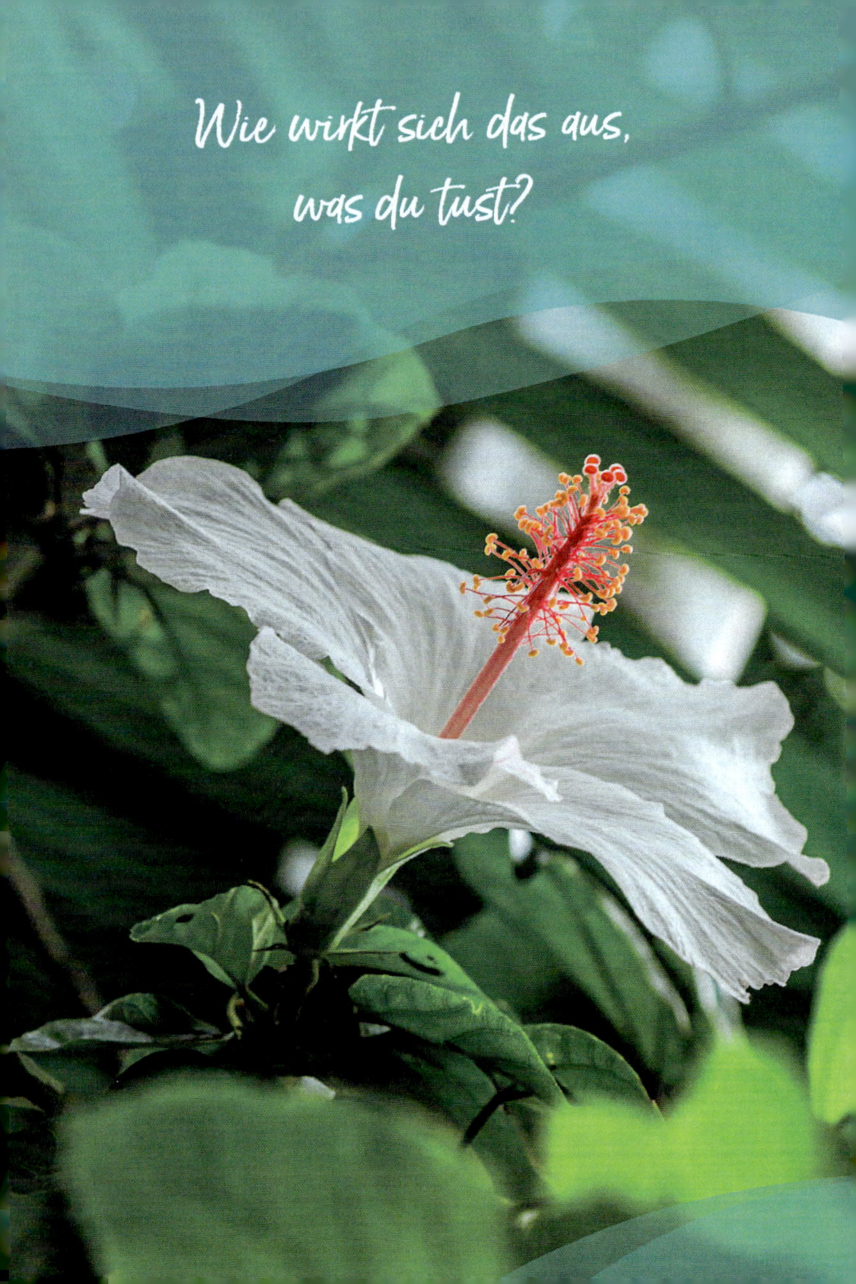
Wie wirkt sich das aus,
was du tust?

Du selbst erschaffst deine persönliche Realität! Das glaubst du nicht? In jedem Augenblick sendest du Impulse mit Informationen (z. B. bewusste und unbewusste Gedanken) an dich selbst oder deine Umwelt. Daher steckt in jedem Gedanken, in jedem Wort, in jeder Handlung, in jeder Gewohnheit usw. *deine kreative Kraft.* ***Jede deiner Aktionen ruft eine „Re-Aktion“ hervor (actio = reactio, das ist ein Grundgesetz der Natur).***

Wenn du also mit der inneren Bewusstseinshaltung von Mangel, Negativität, Angst usw. denkst und sprichst, ziehst du Situationen in dein Leben, die genau diese Erwartungshaltung widerspiegeln.

Wenn du dich in jedem Augenblick neu für positive, liebevolle Aspekte in deinem Denken, Reden und Handeln entscheidest, hat jeder Tag die Chance, positiver zu verlaufen. Auch dies geschieht im Einklang mit den universellen Naturgesetzen von Anziehung und Resonanz.

Erkennst du auch in deinem Leben die Wirkung dieser Gesetze? Dann nutze sie, um bewusst Eigenverantwortung zu übernehmen und mit kreativer Kraft selbstbestimmt deine Lebensumstände in Fülle zu erschaffen!

Unsere Gedanken und Emotionen wirken auf der körperlichen Ebene über Nervenimpulse und chemische Botenstoffe, die die Ablesung und Aktivität unserer Gene beeinflussen. In der Wissenschaft der sogenannten Epigenetik gibt es schon viele Hinweise und sogar Beweise dazu.

Unser Bewusstsein ist also unsere unermesslich große schöpferische Kraft, die uns selbst und unsere Lebensumstände verändern kann.

Die Kraft des Bewusstseins

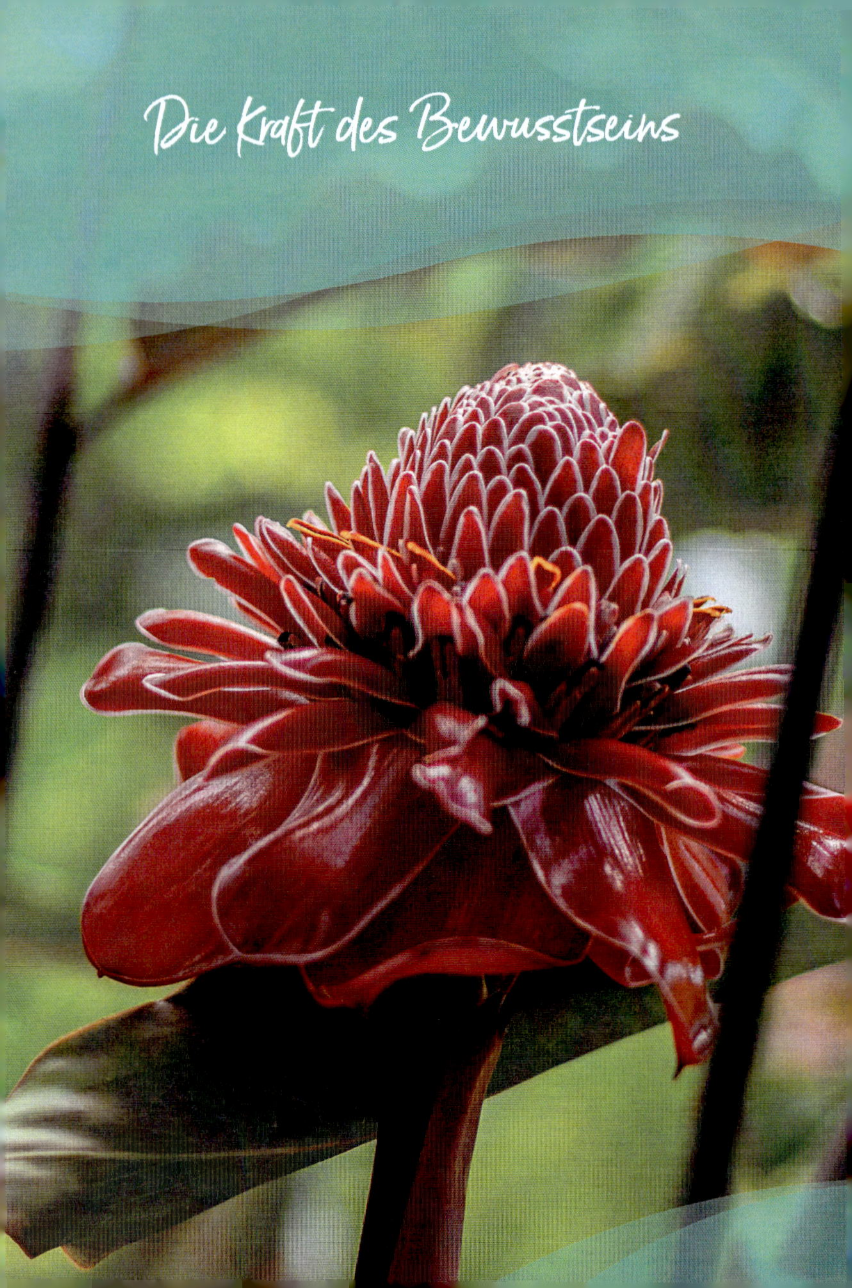

In jedem Moment, in jedem Jetzt geht es immer um die innere Haltung, um die *Bewusstheit* und um das *Bewusstsein*, mit dem du etwas tust.

Je wacher und präsenter du das Jetzt lebst, desto mehr bist du der Herr über die Welt deiner Erfahrungen. Natürlich, kannst du trotz deines „Anders-Seins" wie bisher in deinem Alltag aktiv, engagiert, mit Herz und so gut du es vermagst deine Aufgabe erfüllen. Du, die Aufgabe oder die Menschen dahinter verdienen deine Wertschätzung und deine Achtung. Du lebst und arbeitest nach außen hin scheinbar wie immer – und doch ist es *anders*. Du hast dein Bewusstsein verändert, erweitert!

- Gib immer dein bestes Können, in jedem Augenblick!
- Das Resultat ist zweitrangig, klammere dich nicht daran und trauere nicht dem hinterher, was hätte möglich sein können oder was dein Ego wollte!
- Deine Motivation und dein Bewusstsein spielen die entscheidende Rolle.

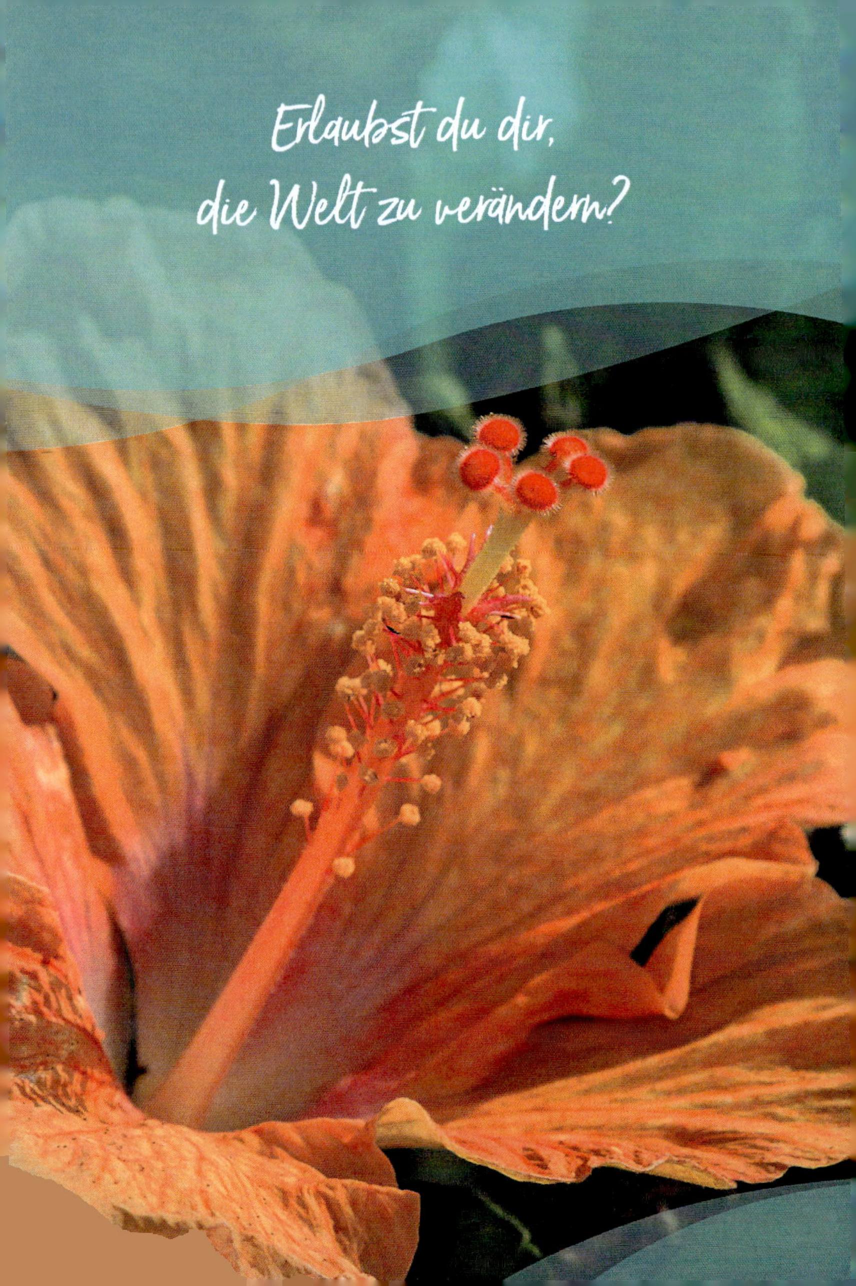
Erlaubst du dir,
die Welt zu verändern?

Du wirst ohne Zweifel erfahren, wie dein Heilungsprozess beginnt, sobald du aktiv und liebevoll, ehrlich und hundertprozentig deine „Schattenseite“ akzeptierst. In dem Maße, wie du deine Verletzlichkeit, Schwächen und Menschlichkeit annehmen kannst, vermagst du es auch bei anderen. Dadurch gibst du ihnen ebenso ihren Raum, sich zu verändern.

Je stärker du mit deinem Herzen verbunden bist, je klarer du in dich hineinfühlst, alles dort wahrnimmst, erkennst und lebst, was richtig für dich ist, umso authentischer handelst du aus der Weisheit deiner Essenz. Deine Umwelt akzeptiert dich und dein Tun dann voll und ganz. Du wirkst damit auch ohne konkrete Absicht an der positiven Entwicklung deiner Umwelt mit, nicht weil du es *willst*, sondern weil du *authentisch bist*!

Das universelle Naturgesetz der Resonanz (s. o.) ist dein Verbündeter. Vertraue darauf, dass sich in deiner Umwelt etwas ändern wird, langsam und stetig. Vielleicht nicht immer sofort und offen sichtbar, denn das Ego der Menschen kämpft letztlich hartnäckig um die Erhaltung seiner Macht. Sobald dein Bewusstsein sich wandelt, sieht deine Welt schon anders aus, denn *du nimmst deine Welt anders wahr.*

Anhand der Beispiele im Buch kannst du deine Wahrnehmung auf die Probe stellen. Du siehst, in welchen oft banal erscheinenden Alltagssituationen wir alle nahezu ständig unseren gut trainierten Gewohnheiten oder Konzepten „blind" folgen und Entscheidungen treffen. Unser ganzes Leben lang haben wir auch viele Entscheidungen abgegeben an „Autoritätspersonen". Manchmal aus Bequemlichkeit, manchmal aus Angst, selbst Verantwortung zu übernehmen. Manchmal vermutlich auch schlichtweg unter dem Druck der Umstände, z. B. wenn einfach die Fähigkeit oder Kraft fehlte, etwas zu ändern.

Was spürst du jetzt gerade?

Schau hin und erlaube dir, mild mit dir zu sein.

Du hast, wie alle anderen auch, in jedem Moment alles getan, was du konntest!

Die meisten Entscheidungen und Verhaltensmuster stehen vordergründig im Einklang mit den überlieferten, allgemein „üblichen" Glaubenssätzen und Gepflogenheiten, aber letztendlich wirken sie sich nicht nur *für*, sondern auch oft genug *gegen unser Wohl aus*. Wenn uns dies bewusst wird, wachen wir auf. Indem wir unsere Beweggründe (warum wir wie handeln), ernsthaft und tiefgründig infrage stellen, beginnt sich etwas in uns zu verändern.

Auf dem Weg durch die Erlaubnis-Übungen kannst du spüren, dass sowohl sehr einfach klingende Themen aus dem Alltagsleben als auch Tiefsinniges dich herausfordern, dich selbst zu hinterfragen. Damit begibst du dich auf den Weg zu deinem Herzen. Alles wirkt glücklicherweise so tief oder oberflächlich wie dein „System" es zulässt und ertragen kann.

Von Tag zu Tag sind wir in unterschiedlicher Verfassung und gehen auch mit Inspirationen täglich unterschiedlich in Resonanz.

Erlaubst du dir, das zu entdecken?

Wie suchst du nach Liebe?

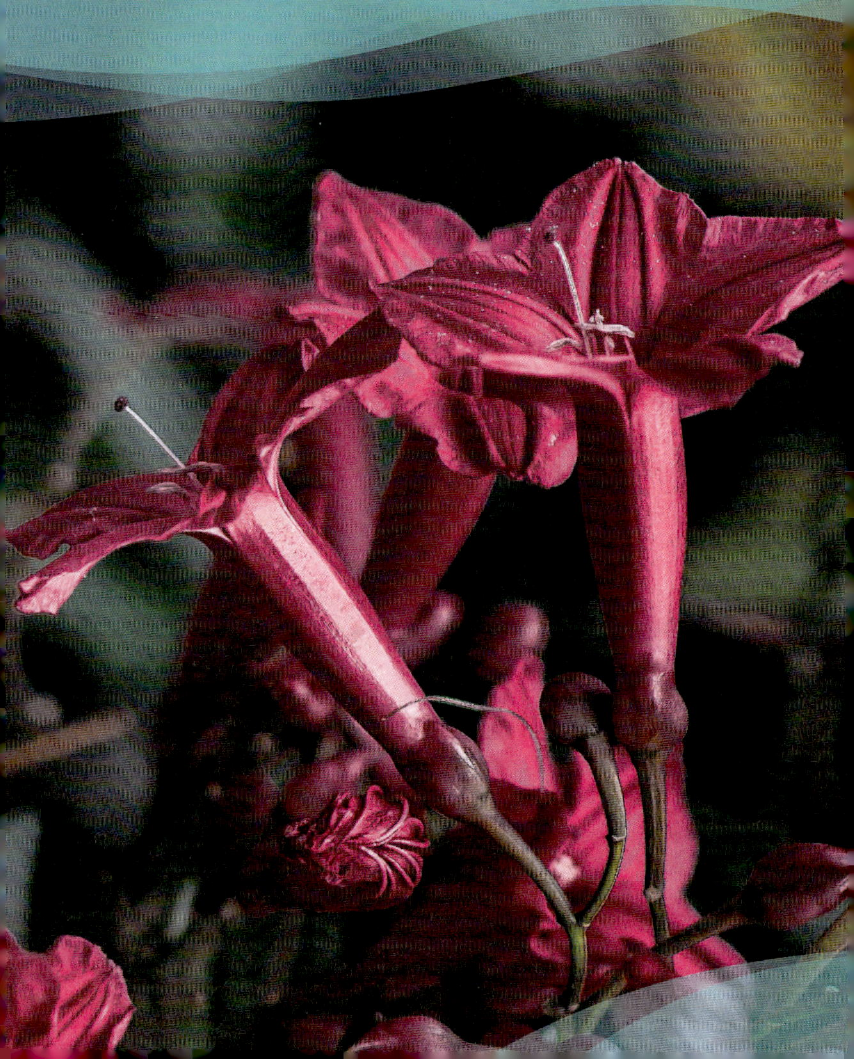

Wie und weshalb geschieht es, dass du für oder gegen dich selbst handelst? Wenn du auf Ereignisse des Lebens zurückschaust, spürst du häufig erst „hinterher“, wenn es dir nicht gut geht, dass du nicht in jeder Sekunde bewusst im Augenblick, im Jetzt lebtest und dabei auf dein Herz hörtest. Auf dein Herz zu hören, bedeutet nicht, dass du im Zickzack-Kurs allem nachjagen sollst, wohin dich dein persönliches (emotionales) Ego und Wollen oder Nichtwollen treibt. Eher ist darunter die *Intuition* zu verstehen, manche sagen auch „inneres Wissen“, das „Bauchgefühl“. Es ist in jedem Menschen vorhanden, leider sind wir uns dessen aber nicht immer bewusst. Erlauben wir uns, ihm mehr Gehör, Beachtung und Vertrauen zu schenken.

Erlaubst du dir,

wieder zu vertrauen? Dem Leben zu vertrauen?

Hast du noch eine vage Erinnerung, wie du dich beispielsweise in Augenblicken deiner Kindheit gefühlt hast, als du im Urvertrauen völlig sicher und geborgen warst?

In welchen Situationen kannst du nicht vertrauen?

Welche Emotion ist der Gegenspieler deines Vertrauens? Angst?

Was macht dir Angst?

Halte hier kurz inne, atme ein paar Mal tief ein und aus und horche in dich hinein. Es kann sein, dass sehr spontan ein Bild des Angstauslösers in dir auftaucht.

Sobald du der Angst bewusst ins Gesicht schaust, „schmilzt" sie und dein Vertrauen wächst!

Erlaube ihr, zu dir zu gehören, aber lasse es nicht zu, dass sie dich beherrscht. Du kannst sie fühlen und vielleicht hilft dir die Vorstellung, sie schrumpfen zu lassen wie einen Luftballon, aus dem die Luft entweicht.

Für unser Wohl zu handeln ist in diesem Sinne also dann kein egoistisches Handeln. Es hat nur etwas mit Heilung, „Ganz-Werden" und Authentisch-Sein zu tun, also dem Wieder-verbunden-Werden mit der schöpfenden Kraft unseres Ursprungs, der universellen LIEBE.

Alles, was in Liebe geschieht, fördert unsere Heilung, genauso wie die unserer Mitmenschen und unserer Welt (was auch immer jeder für sich unter „Welt" versteht). Im Grunde sind wir für das *Gute* geschaffen. Oft ist es lediglich versteckt hinter der dichten Wolkendecke unserer Persönlichkeit und den Facetten des Menschseins.

Alles, was nicht in Liebe geschieht, trennt, spaltet uns weiter ab, entfernt uns vom Ganzen, richtet sich letztendlich *gegen* unser Heilwerden und ebenso gegen die Heilung unserer Welt.

Ist das zu weitgehend? Glücklicherweise nicht! Kannst du dich trotz deines eventuellen Widerstandes auf die Idee einlassen, dass wir und alles, was existiert, Teile eines großen Ganzen sind? Dass alles miteinander verbunden ist? Tatsächlich ist nämlich sowohl in den Naturwissenschaften als auch im spirituellen Gedankengut eine Fülle von Erklärungen zu Energie, Schwingungen und Materie zu finden.

Folgende konkreten Beispiele zeigen dir einige Aspekte des „all-is-one“:

- *Hast du schon miterlebt, dass Mütter intuitiv wissen, ob es ihrem Kind gut oder schlecht geht?*

- *Wie kommt es, dass eine Person genau dann anruft, wenn wir kurz zuvor an sie gedacht haben?*

- *Wie konnte es sein, dass in der Geschichte oftmals mehrere entscheidende Erfindungen und Entdeckungen zeitlich ganz nah beieinander liegend, aber an verschiedenen, häufig weit entfernten Orten der Welt gemacht wurden? Ohne Absprache, ohne technische oder mediale kommunikative Hilfsmittel?*

- *Wie geschieht der vollkommen synchrone Richtungwechsel zigtausender Fische oder Vögel in einem Schwarm?*

- *Woher weiß der Hund, der freudig bellend zur Wohnungstür stürmt, dass sein Frauchen kommt? Obwohl jede Menge andere Autos draußen zu hören sind?*

Heutzutage nutzen wir völlig selbstverständlich Radiowellen, Funksignale, Handynetze, Bluetooth und WLAN – können aber naturgemäß mit unseren menschlichen Sinnesorganen nichts davon wahrnehmen. Diese Technologien stellen zwischen Menschen weltweit Verbindung her und transportieren Informationen durchs Universum. Allerdings funktioniert das Senden und Empfangen nur mit der Hilfe der entsprechenden technischen Geräte (Materie und Energie). Wie geschieht nun die Ausbreitung von Information? Was passiert zwischen den Geräten? Sicherlich existieren in der Wissenschaft unzählige Erklärungsmodelle für die vielen Formen und Namen von Energie. Letztendlich ist es immer Information, die transportiert wird. Nur die Information stellt Verbindungen her und bewirkt Veränderungen in einem System.

Welche weiteren Fähigkeiten – neben Sinneswahrnehmungen und Gerätenutzung – werden Menschen in Zukunft entwickeln, um sich (friedlich) miteinander zu verbinden und zu verständigen?

Vom Ich/Du zum WIR?

Können wir unser Bewusstsein weiterentwickeln und hinauswachsen über das menschlich-natürliche Bestreben jedes Egos, sich abzugrenzen, ein Individuum zu sein? Dann würde sich tatsächlich die schon dem Philosophen Aristoteles zugeschriebene Behauptung realisieren:

„Das Ganze ist mehr als die Summe seiner Teile."

Wie sähe es aus auf der Welt, wenn Menschen wirkliche LIEBE geben, nehmen und leben könnten, großherzig und gütig, nachsichtig und tolerant, ganz natürlich genährt aus dem Verbunden-Sein mit ihrer Quelle? Ganz in dem Bewusstsein, dass jedes Wesen nicht leiden, sondern glücklich sein möchte.

Zum Aspekt des Verbunden-Seins möchte ich hier noch ein eindrucksvolles, kaum für möglich zu haltendes Beispiel aus der Mikrobiologie vorstellen: Im Zusammenhang mit der Entwicklung von Resistenzen von Bakterien gegen Antibiotika ging es in einem Vortrag auf dem Gynäkologen-Kongress im Januar 2015 in Gießen um das menschliche Mikrobiom: Sogar mit den Mikroorganismen, die mit uns leben, stehen wir in ständigem Informationsaustausch. Zum einen leben auf und in unserem Körper mehr Mikroorganismen als der menschliche Körper Zellen hat! (10^{13} Körperzellen plus 10^{14} Mikroben). Zum anderen berichtet die Wissenschaft, dass diese Mikroorganismen miteinander einen sogenannten Biofilm (wasserhaltige Schleimschicht) bilden, über den zwischen den Mikroorganismen Kommunikation, Übertragung von Erbgut, ja sogar ein „Sozialverhalten" stattfindet. Durch Informationsaustausch zwischen harmlosen und krankmachenden Bakterien sowie durch genetische Anpassungsvorgänge machen sie sich nahezu unangreifbar für das Immunsystem des Wirtsorganismus und Abwehrmaßnahmen wie Desinfektion und Antibiotika.

An und für sich zeigen schon diese wenigen Details mit zwingender Logik, dass es Verbindungen geben muss zwischen allem, was existiert, ganz gleich welcher naturwissenschaftlich erklärbaren oder noch nicht erklärbaren Art sie sein mögen.

Logischerweise muss dann auch alles, was wir tun, dazugehören, und sich auch die Energie und Information des Bewusstseins, des Denkens und Empfindens irgendwie, irgendwo und irgendwann in diesem großen Ganzen ausbreiten und eine Wirkung zeigen.

Infolgedessen komme ich zu der Erkenntnis, dass sich auch unsere inneren Bewegungen, unsere Emotionen (e-motion = engl. „energy-in-motion"), Gedanken, Worte und Taten auf irgendeine Weise überallhin ausbreiten.

*Muss dann nicht letztlich **alles, was wir verursachen, irgendwo** eine **Wirkung zeigen**?*

Im Grunde sind wir also Komponisten, Musiker, Instrument und Zuhörer/Publikum in einer Person! Das ist doch eigentlich beängstigend und genial zugleich, oder nicht?

Außerdem drängt sich sofort die nächste Überlegung auf. Wenn alles miteinander verbunden ist, sind wir aufgefordert, auch hier zwei gegensätzliche Aspekte zu beachten: Neben einem kraftvollen Potenzial, schöpferisch zu sein, besteht auch eine immense Verantwortung für jeden Einzelnen, mit seiner Herzenshaltung, seiner Bewusstseinshaltung etwas zum eigenen und besonders zum Wohl anderer und gar zum Wohl des Planeten beizutragen – und jeglichen Schaden zu vermeiden.

Ganz gleich, ob wir selbst zu diesen Einsichten finden, oder ob wir sie ableiten – z. B. aus den spirituellen Grundgedanken der Weltreligionen, der Philosophie oder den weisen Worten großer und bedeutender Lehrer der Menschheit –, die Erkenntnis ist identisch: So, wie sich das Bewusstsein des Individuums wandelt, wird es zum Samen, der in allen Wesen aufgeht und das ganze Universum beeinflusst:

"Inner peace is the most solid foundation for world peace"

Dein eigener innerer Friede ist die stabilste Grundlage für den Weltfrieden

(Lama Gangchen Rinpoche, ein tibetischer Arzt, Lama-Heiler und weiser Mönch)

"You must be the change you wish to see in the world"

Du selbst musst die Veränderung sein, die Du in der Welt sehen möchtest

(Mahatma Gandhi, ein indischer Gelehrter, Asket, Pazifist und gewaltloser Revolutionär)

Was macht uns krank?

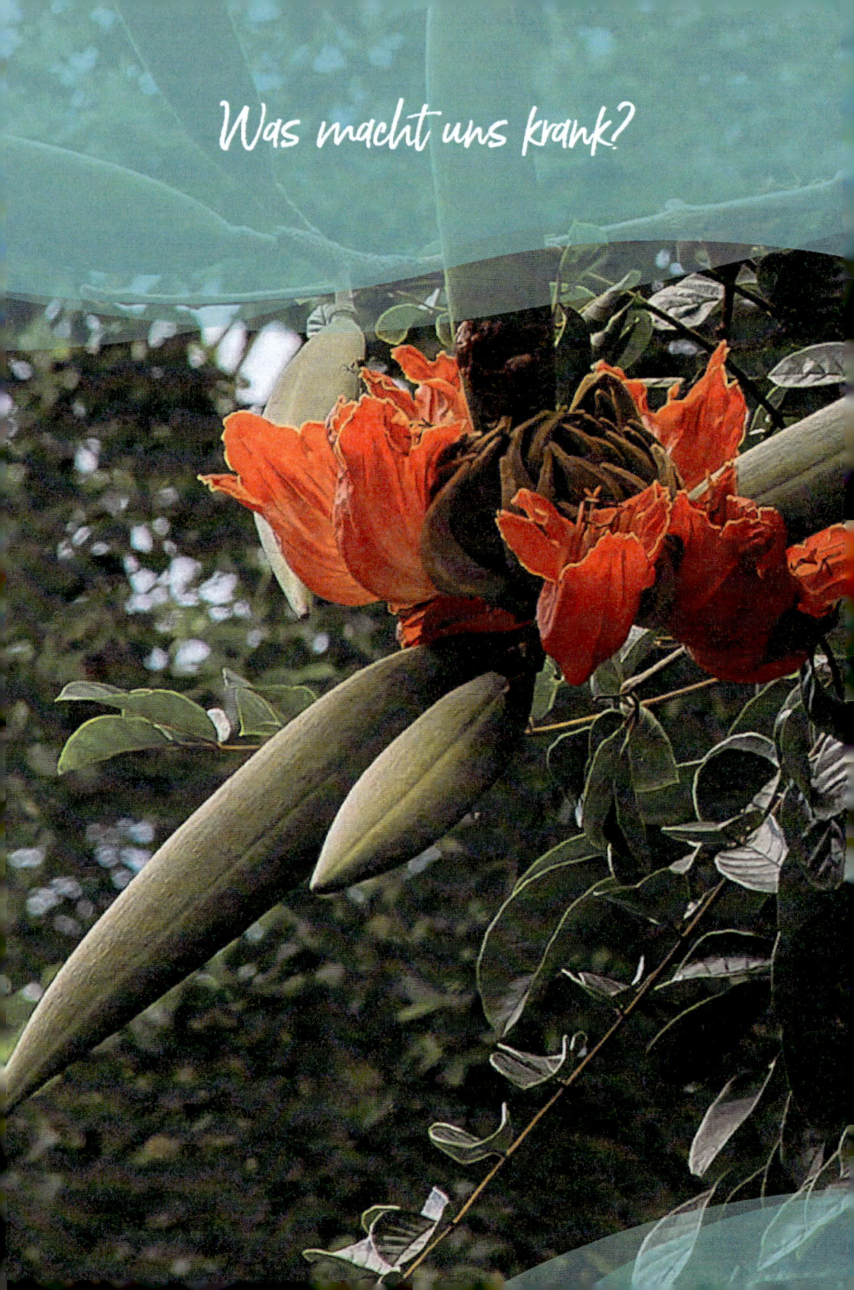

In der letzten Zeit kommen immer mehr Menschen zu mir in die Praxis, die gehäuft unter Beschwerden und Krankheiten leiden, deren Ursprung nicht nur auf der körperlichen Ebene zu liegen scheint. Unbestimmte Beeinträchtigungen des Wohlbefindens (seelisch und körperlich) mit allen Schweregraden bis hin zu Krebserkrankungen veranlassen die Menschen, Ärzte und Therapeuten aufzusuchen.

Körperliche Symptome wollen direkt und gezielt auf körperlicher Ebene angegangen und zum Verschwinden gebracht werden, das praktizieren wir schon einige Jahrzehnte so. Zu Zeiten der berühmten Stammväter unserer westlichen Medizin, z. B. Paracelsus und Hippokrates, stand noch der ganze Mensch im Fokus der Heilarbeit. In jenen Tagen entsprach es einem Teil ihrer Philosophie, dass Heilung eigentlich Selbstheilung bedeutet und daher nur durch Eigenverantwortung und Mitarbeit des Patienten möglich wird.

Ein Paradigmenwechsel setzte ein, als Descartes im 17. Jahrhundert durch sein rationalistisches und funktionsorientiertes Denken die Wissenschaft und Medizin entscheidend prägte und eine überwiegend auf den Körper zentrierte Sicht- und Handlungsweise initiierte. Damit geriet ein immenser Schatz unseres alten westlichen, ganzheitlichen Heilwissens in Vergessenheit. Es findet hierzulande erst jetzt wieder langsam – auch über den Umweg fernöstlicher Heil-Philosophien – neue Beachtung, Wertschätzung und Anwendung.

Natürlich leben wir im *Dritten Jahrtausend*, und ein unglaublich breites Spektrum an Wissen und Technologien wie auch Erkenntnisse der Psychosomatik stehen Ärzten und Therapeuten zur Verfügung. Doch die meisten Menschen setzen weiterhin überwiegend auf das reine Beseitigen von unangenehmen Symptomen und „Störungen". Die eigentlichen Ursachen, die nicht auf äußere Einwirkungen wie Trauma, Virus, Bakterium und sonstige Veränderungen von Zellen und Organen zurückzuführen sind, werden oft nicht gesucht und daher auch nicht gefunden.

Hinzu kommt, dass Krankheiten (aus) der Seele in der Sichtweise vieler Menschen (noch) nicht im gleichen Maße ernst genommen werden wie körperliche. Es ist im Routineablauf der heutigen medizinischen Diagnostik schwer erkennbar, wo Symptome in Wahrheit Signale aus der Seele sind. Die leise Stimme der Seele verstehen wir meist nicht rechtzeitig, sodass sie sich den Weg über den Körper sucht, um beachtet zu werden. Außerdem strengen wir uns alle an, subtile Botschaften aus dem Inneren zu ignorieren, Beschwerden vom Verstand her zu bagatellisieren, äußere Einflüsse verantwortlich zu machen und vor allem an der körperlichen Ebene festhaltend Symptome zu kurieren. Zudem schmälert es die Eigenverantwortung, die jeder für sich trägt, wenn vermeintlich von außen kommende Symptome und Beschwerden von anderen „bekümmert" werden.

Gibst du gerne Verantwortung ab?

Vergibst du dadurch nicht auch Chancen, selbst über dich und dein Wohl zu bestimmen?

Im Prinzip ist das alles sehr menschlich, denn tiefer zu graben und die Wurzel des Leids zu entdecken, kann schmerzhaft werden, Herzklopfen auslösen oder unangenehme Unsicherheitsgefühle aufkommen lassen.

Ich bin mir dessen durchaus bewusst, dass das für dich provokant klingt. Horche einfach in dich hinein, was beim Lesen solcher Sätze in dir passiert. In dir gibt es deine „Programme", und sie lassen sich nur dann starten, wenn sie „installiert" sind. Nur du (dein Unterbewusstsein) kennst deine eigene Geschichte.

Erlaube dir, ehrlich und liebevoll mit dem umzugehen, was dich erwartet.

Natürlich muss nicht jedem Krankheitssymptom eine seelische Ursache zugrunde liegen oder zwingend angenommen werden. Aus meiner über 30jährigen Erfahrung als Ärztin bin ich der Meinung (und viele Therapeuten werden mir da ehrlicherweise beipflichten): ***Für jeden Menschen gibt es den richtigen Zeitpunkt, an dem er sich öffnen kann für neue Sichtweisen auf sein Leben und seine Gesundheit.***

Für den einen oder anderen bedeutet das möglicherweise auch, dass er sich nie öffnet, weil er es (als Mensch, Frau, Mann) wirklich *nicht kann* – vielleicht aus Angst vor dem, was dann an die Oberfläche kommen und damit sein Leben durcheinanderwirbeln könnte. Vielleicht aber einfach auch aus Angst davor, überhaupt Veränderung zuzulassen.

Alle unsere menschlichen Veränderungen – ungewollt oder gewollt – entspringen einem Bedürfnis und einem Gefühl. Wie gesagt, bewusst oder unbewusst. Gleich wie, ob und wann die Umsetzung in Gang kommt, das Leben zeigt uns immer zwei Seiten, zeigt den Wechsel zwischen den Polen: Erfolg und Misserfolg, Fortschritt und Stillstand, Laufen, Hinfallen und wieder Aufstehen. Lassen, Annehmen, Loslassen. Einatmen, Ausatmen ...

Die größte Hürde ist unser *innerer Widerstand*. Ihn loszulassen oder aufzulösen gelingt uns leichter mithilfe von Menschen, die uns einfach nur durch ihr Neutral-Sein LIEBE und Raum geben und nichts von uns erwarten. Dann können wir durch unsere „Mauer", unsere „Kruste" hindurchbrechen und unser Herz öffnen.

Folgendes erlebte ich erst kürzlich bei einer Patientin (Alter ca. Anfang 50): Aus medizinischer Sicht litt sie nur unter einer erstmalig aufgetretenen harmlosen Infektion im Genitalbereich. Als ich ihr die (medizinisch unbedenkliche) Diagnose mitteilte, brach sie unvermittelt in Tränen aus und geriet völlig außer sich, dass ausgerechnet ihr so etwas „passieren" konnte. Die banale Infektion hatte in ihr wohl gerade zu diesem Zeitpunkt wie der Funke eines kleinen Streichholzes in einer Kiste voll Holzwolle ein emotionales Feuer entfacht, von dessen Existenz sie selbst bisher nichts wusste (vergleichbar mit deinen „vorinstallierten Programmen").

Unmittelbar nach der Untersuchung explodierte sie förmlich, war voller Schmerz und Ablehnung gegen sich selbst, gegen ihre Schwächegefühle und fassungslos gegenüber ihrem Kontrollverlust über ihren Körper und ihr Leben. Im Grunde habe ich dann nichts mehr „tun" müssen – schon während unserer Zwiesprache über die Augen spürte sie langsam die Freiheit, ihr subjektives Gefühl des Versagens zumindest ansatzweise annehmen zu können.

Nach einigen Monaten erfuhr ich von ihr, dass sie ihrer Heilung einen Schritt nähergekommen ist. Sie war „aufgewacht“ und konnte nach diesem Ereignis in meiner Praxis ihre für sie sehr belastende Partnerschaft mit klaren Blick durchschauen und beenden.

Nun kannst du einwenden, dass es das doch immer schon gegeben hat, eine „Psychowelle“. Darüber existiert schon jede Menge Literatur, das ist doch nicht neu! Richtig! Doch gerade die Geschehnisse in der Praxis bestätigen mir täglich aufs Neue: Menschen „brauchen“ allem Anschein nach oft erst den Leidensdruck, bevor sie bereit sind, neue Wege zu gehen. Unbewusst „wählen“ sie den Umweg über die Ebene der Körpersprache, die sie oft schmerzlich darauf hinweist, ***dass sie irgendetwas ändern möchten*** – ja, aus der Perspektive der Seele sogar müssen.

Zunächst schieben wir natürlich alle gerne derartige (Körper)-Symptome, die als Wink mit dem Zaunpfahl daherkommen, möglichst weit von uns. Das ist menschlich und kann weder positiv noch negativ gewertet werden. Sicherlich möchten wir alle am liebsten direkt die Umstände ändern oder abschaffen, unter denen wir leiden, die uns schmerzen, nerven, stressen, wütend, ängstlich machen, frustrieren usw.

Aber ist das wirklich die Lösung? Sind die Umstände, also alle Lebensbedingungen und anderen Menschen tatsächlich die Ursachen für die ungeliebten Situationen, denen wir gerne ausweichen, entfliehen wollen, oder gegen die wir kämpfen möchten?

Oder flüchten wir nur vor der Angst, unseren Schattenseiten zu begegnen?

Suchen, Kämpfen und Flüchten verstecken sich in unserem Alltag trickreich unter allerlei Masken.

Obwohl ich in meiner Praxis nur ein sehr kleines Mosaiksteinchen des Lebens sehe, erlebe ich: Menschen suchen Hilfe, laufen zu Ärzten und Therapeuten, lassen sich unzählige Medikamente und Behandlungen verschreiben, unzählige Operationen über sich ergehen ... Die daraus resultierenden unermesslichen Kosten lassen das Gesundheitssystem nahezu kollabieren. Menschen tun – oft verzweifelt – nahezu alles, um körperliche und seelische Leiden loszuwerden, zu bekämpfen, dem Leiden zu entfliehen.

Warum kämpfen und flüchten wir?

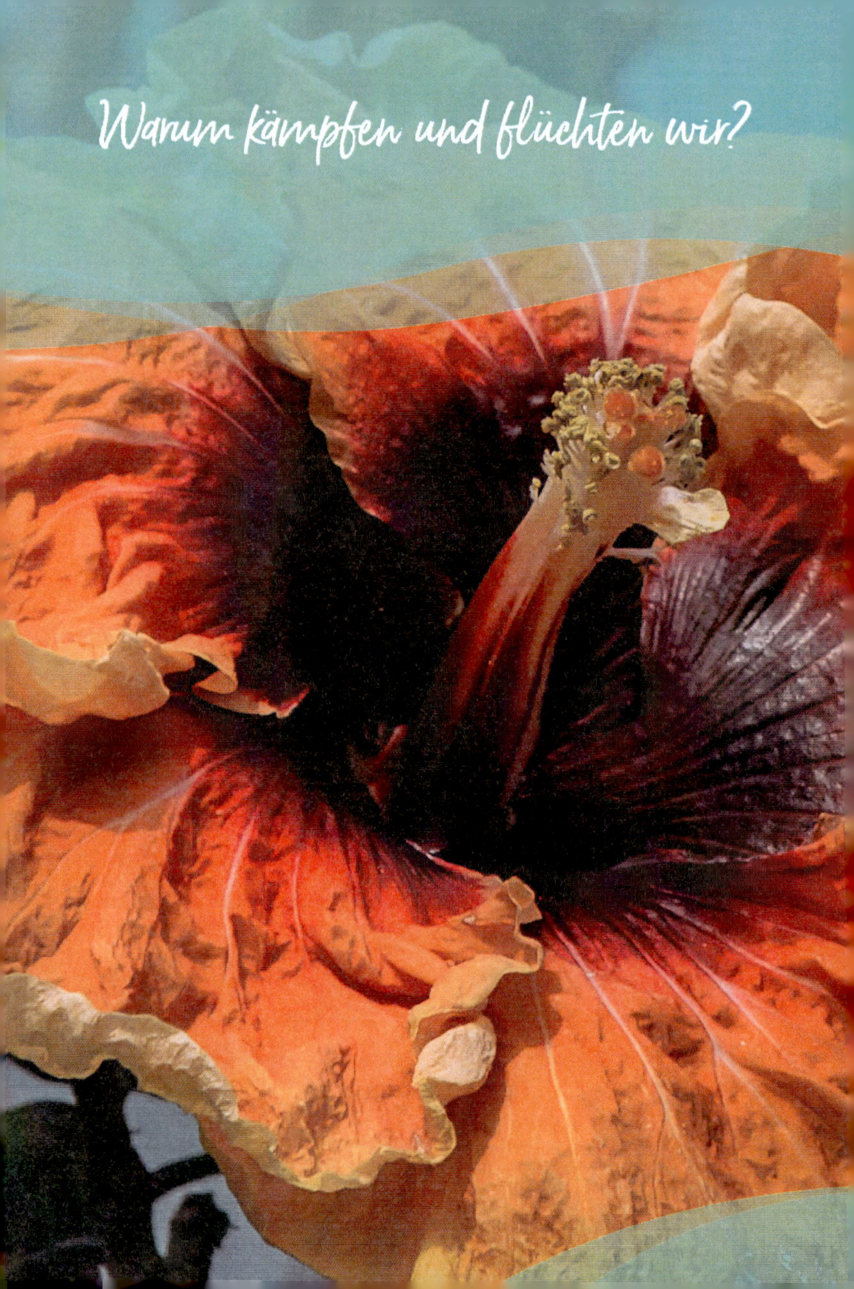

Kampf/Flucht: Ist dies nicht das im Laufe der Evolution über Jahrmillionen ererbte, etablierte, weil erfolgreiche Überlebensprogramm? Kann das denn falsch sein? Kann das krankmachen? Ja und Nein.

Schauen wir uns einmal – ohne zu bewerten! – ein paar alltägliche Beispiele für diverse Arten von Flucht und Kampf an:

- Menschen wechseln Partner, Arbeitsplätze, Freunde und Wohnungen.
- Menschen fliehen aus Beziehungen und Arbeitsteams.
- Menschen fliehen voreinander, fliehen vor sich selbst.
- Menschen kämpfen gegeneinander, kämpfen gegen sich selbst.
- Menschen fliehen in Genussgifte wie Alkohol und Nikotin und Medikamente, fliehen in Essstörungen und Diäten.
- Menschen verwandeln sich, schlüpfen in Scheinwelten, z. B. mit ständig neuer Kleidung, Autos, Elektronik u.v.m.
- Menschen geraten in den Sog des Kaufens, ohne sich damit wirklich zufriedenzustellen.
- Menschen wollen andere sein als sie sind, wollen zu Gruppen dazugehören und sich als Teil eines Ganzen fühlen, Teil eines Ganzen *sein*

- Menschen bemühen sich krampfhaft, durch allerlei Verjüngungsmaßnahmen dem Altern zu entfliehen bzw. gegen das Altern zu kämpfen.
- Menschen verreisen, wollen irgendwohin, wollen woanders sein als dort, wo sie gerade sind.
- Menschen können nicht im JETZT SEIN …

Ändern wir uns, wenn wir lediglich die äußeren Umstände austauschen oder den Arbeitsplatz, den Partner, die Wohnung, die Kleidung wechseln?
Suchen wir uns die Menschenmenge, um weniger einsam zu sein?
Wollen wir allein sein?
Können wir überhaupt mit uns allein sein, ohne uns einsam zu fühlen?
Fühlen wir uns „vollkommener" in Gesellschaft mit anderen?
Wen oder was suchen wir?

Ist es nicht einfach so, dass alles Wünschen auch die Gefahr bedeutet, das Leben im Augenblick zu verpassen? Obwohl in Wahrheit nur der gegenwärtige Augenblick real ist?

Das Festhalten an Vergangenheit und Zukunft verhindert, im JETZT präsent zu sein.

Wie erreichst du den Zustand, im JETZT zu sein?

Magst du erforschen, welche Möglichkeiten du in deinem Alltag entdecken kannst, an denen du üben und spüren lernen kannst, achtsam den Augenblick zu erleben?

Magst du dabei den oder das finden, wen oder was du (unbewusst) suchst? Dabei ein wenig mehr die Liebe zu dir selbst entdecken und dich wieder mit deinem Ursprung verbinden, der wahren LIEBE?

Natürlich kann sich der Verstand nicht selbst lieben. Die Liebe zu sich selbst zu finden, bedeutet ganz gewiss nicht, blinden Egoismus zu pflegen. Es umschreibt eine Art Gut-Sein mit sich selbst. Manchmal mündet das in Augenblicken tiefen Friedens. Augenblicken, in denen keine Gedanken fließen, keine Identifikation mit Gedanken stattfindet, Augenblicken in denen sich der innere Raum und die Stille jenseits der Gedanken auftun und man verbunden ist mit allem, was existiert.

Wonach suchen Menschen?

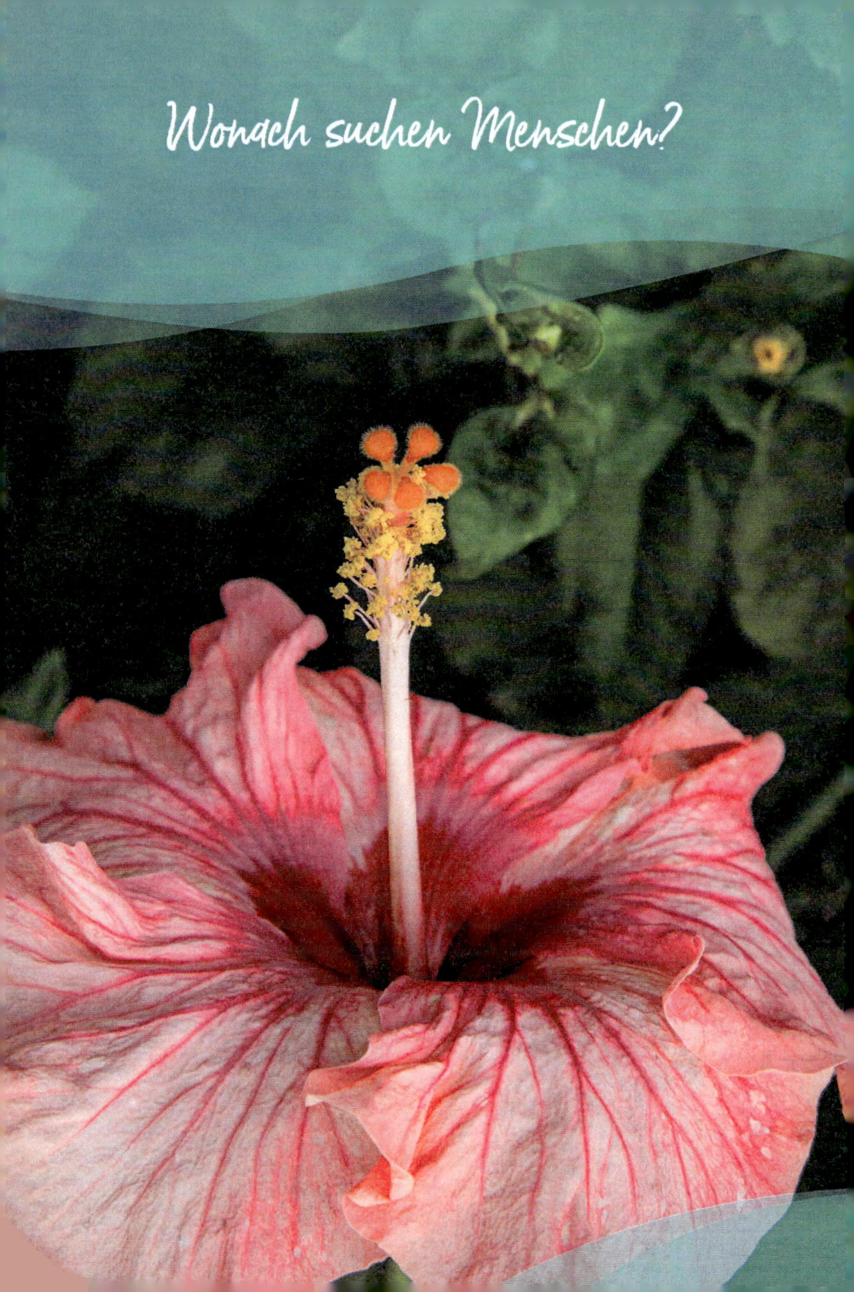

Alle Menschen sind offenbar mehr oder weniger bewusst auf der Suche. Wonach suchen die Menschen? Glück? Gesundheit? Eins-Sein? Freisein von Leid? Geht es nicht allen um das Wiederentdecken einer Verbindung zur LIEBE, von der wir in Wahrheit nie getrennt sind? Und darum, dass im Grunde genommen alles in uns vorhanden ist und wir nur den Zugang, den Schlüssel suchen?

Wie schon erwähnt, entstand aus dem Dialog mit meinen Patientinnen - sozusagen aus deinem und meinem Alltag – meine Idee, die Themen zusammenzutragen, die uns Tag für Tag deutlich zeigen, wie sehr Prägungen und Gewohnheiten unser Leben regieren und uns damit aus unserer Mitte drängen, uns von der LIEBE trennen.

Wie kann das immer wieder geschehen, wo wir doch glauben, behaupten und uns bemühen, alles für uns und füreinander zu tun? Oder regiert das menschliche Ego uns derart, dass unser klarer Blick vernebelt und verfälscht ist?

Die Lösung heißt: PRÄSENT SEIN. Was bedeutet das? Wenn du bewusst oder präsent bist, hast du jeden Moment die Wahl. Entweder du bleibst der Sklave deiner Gedanken oder du erkennst, dass du im Grunde frei sein kannst, nicht mehr ständig Opfer deiner Emotionen zu sein. Du *bist nicht* deine Emotion, dein Gedanke.

Hast du das einmal erkannt, schenkt dir dein Alltag die Gelegenheiten, es immer wieder zu üben, bis du *FREI bist.* Frei von der Macht deiner Gedanken und Gefühle, die du in deinem Leben übernommen hast, auf die du konditioniert bist und die du bisher immer gepflegt hast. Du hast die Chance, dann immer wieder in Bewusstheit zu treten – in solchen Augenblicken bist du frei von der Last des Leids der Unvollkommenheit und des Mangels. Du bist frei von den Zuständen und Bewertungen, die das Ego dir auferlegen will. Du dienst nicht weiter dem Ego, dem Verstand und den Emotionen, sondern *sie dienen dir.*

In dir vollzieht sich eine tiefgreifende Wandlung: Du bist nicht mehr die Flut deiner Gedanken, sondern *du beobachtest das, was in dir entsteht* an Gedanken und Gefühlen, die sonst immer die Realität auf ihre konditionierte Weise interpretieren. Als Beobachter kannst du neutral sein und brauchst dich nicht wegschwemmen zu lassen. Eine schmerzvolle, unangenehme Situation zieht dich dann nicht mehr ins Leiden, es gibt weniger Ärger, weniger Wut, weniger Angst und Stress in dir.

Alles Neue will geübt werden, um es als reale Erfahrung

körperlich und seelisch in uns zu etablieren. Mit allen Höhen und Tiefen, die das Menschsein so mit sich bringt. Wir brauchen also Gelegenheiten zum Üben – und die schenken uns der Alltag und alle Menschen um uns herum.

Die Übungs-Themen habe ich gesammelt und hier zusammengestellt. Als Fragen formuliert können sie deine Aufmerksamkeit wecken, und du beobachtest, was dann in dir geschieht.

Zu einigen Fragen findest du zusätzliche Texte, die sich etwas tiefer mit der Thematik befassen. Lass dich einfach darauf ein, auch wenn darin vielleicht ungewohnte Denkweisen formuliert sind.

Erlaube dir einfach, alles für möglich zu halten.
Im Anhang des Buches gibt es freie Seiten für dich, um das aufzuschreiben, was dich bewegt.
Mögen die in Gang kommenden inneren Prozesse deine eigenen (auch sogar die unbewussten) Programmierungen „enttarnen“ und dir helfen, wieder *auf dein Herz zu hören*.
Erlaube dir, im Laufe der Zeit eine neue, eine von Liebe geprägte Selbst-Bewusstheit und Authentizität zu entwickeln.
Erlaubst du dir, das Licht in dir hervorzuholen, was in jedem von uns eigentlich immer strahlt?
Erlaubst du dir, deine eigene Größe zu verwirklichen?

Deine neue Sichtweise auf den Alltag

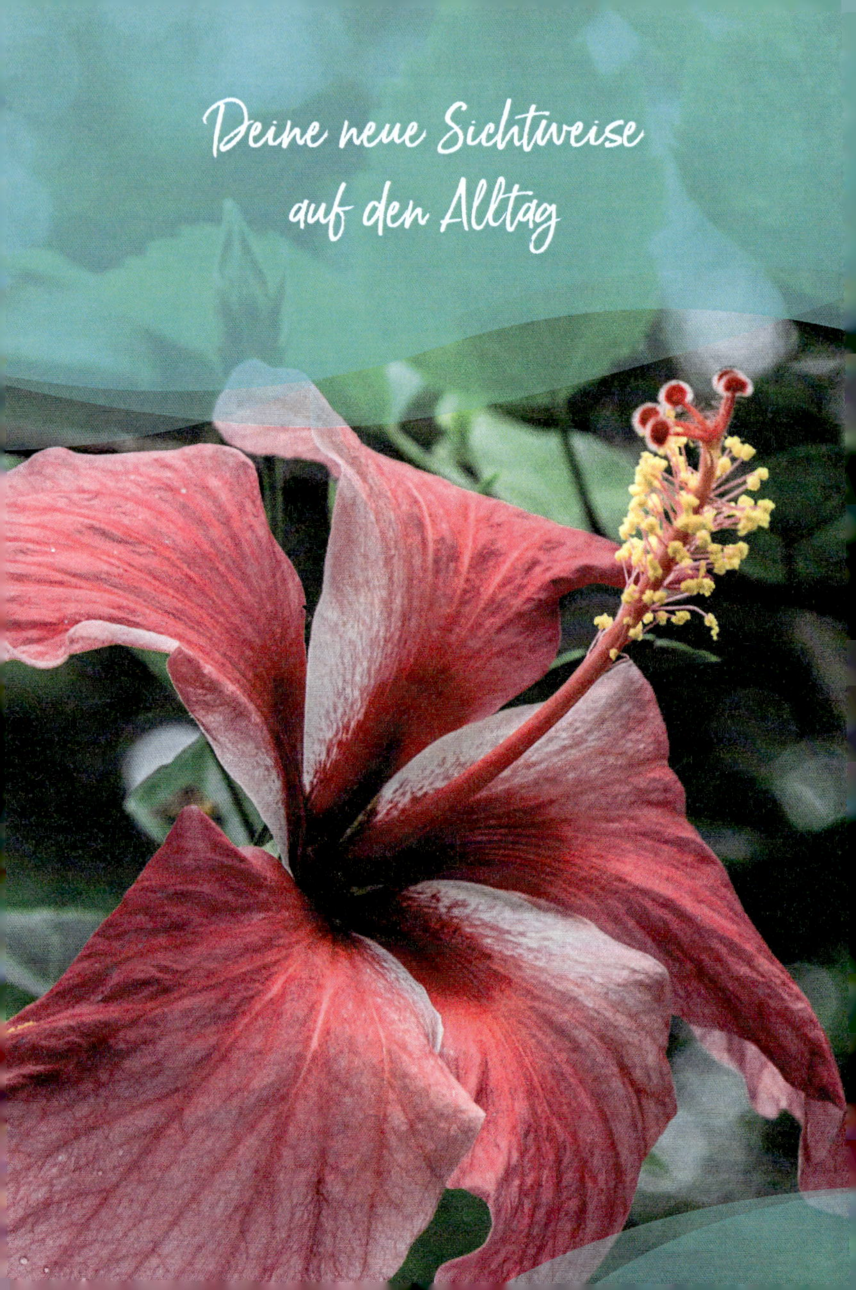

Erlaubst du dir,
morgens aufzuwachen und dich zu freuen, dass du lebst?

Wachst du morgens ausgeruht und frisch auf, startest du mit Freude in den Tag?
Freust du dich, dass du lebst?
Freust du dich, wenn du gesund bist?
Versinkst du gleich beim Aufwachen in dunkle Gedanken?

Jeden Tag, wenn du aufwachst, geht das Gedankenkarussell schon los und du lässt dich sofort hineinziehen. Leider dominieren oft negative Vorstellungen diesen Gedankenfluss: Welch ein Berg von Pflichten ist im Laufe des Tages zu bewältigen? Gefühle steigen auf. Es geht dir nicht gut. Das Leben besteht nur aus Leid. Schwere breitet sich in dir aus. Was nun, wo ist deine Energie, kraftvoll in den Tag zu starten? Verebbt …

Wie oft lassen wir Menschen uns von negativen Gedanken beherrschen, die uns lähmen und uns den Elan rauben?

Wie sehr überlagert, überschattet oder erhellt diese erste „Laune“ das Denken, Fühlen und Tun des ganzen Tages?

Wie geht es dir morgens?

Schon wenn du versuchst, ab und zu beim Aufwachen bewusst deine Gedanken für einen Augenblick zu beobachten, ist der erste Schritt getan, den Augenblick, den Morgen, den Tag und dein Leben zu verändern! Dann hast du dein unbewusstes Gedankenkarussell einen Augenblick gestoppt und hast die Chance, eine Richtungsänderung einzubauen.

Kannst du vielleicht sogar schon morgen früh damit beginnen, bewusst versuchen – zumindest einen Augenblick lang –, dich zu freuen, dass du lebst?

Und wenn du es wirklich ausprobiert hast, was hat sich verändert?

Ein junger Mann lebt nach einer sehr schwierigen Familiensituation in sener Kindheit nun nach dem Tod seiner Mutter im Internat. Er hat mein Buchmanuskript gelesen und mir anschließend als Rückmeldung gegeben, dass ihm viele der „Erlaubst-du-dir“-Fragen wohl unbewusst klar gewesen wären, er sich sozusagen an bekannte Wahrheiten erinnert fühlte. Der unvermittelte, unerwartete Effekt, der ihm auffiel und der ihm mehr Lebensfreude bescherte, war: Die neue Bewusstheit und unbeschwertere jugendliche

Lebensenergie, mit der er seitdem morgens aufwacht und die er sich wieder „erlaubt", hilft ihm bereits, die Herausforderungen seines Alltags nun kraftvoller und mit Freude angehen zu können.

Erlaubst du dir,
ganz gleich was passiert, in allem und in jedem auch Gutes zu sehen?

Das Leben an sich ist für keinen Menschen nur eine einzige Traumreise, nicht wahr? Es erscheint dir, als ginge es vielen anderen gerade besser als dir selbst. Stelle dir vor, du lebst einen Tag im Körper, in den Gedanken, in den Gefühlen, im Leben eines Mitmenschen, sicherlich würde sich deine Perspektive ändern. Nichts ist so, wie es scheint.

Vielleicht reicht es schon, wenn du während und auch nach turbulenten Ereignissen in einer stillen Minute in folgendes Bild hineingehst:

Stelle dir vor, du könntest als Zuschauer in einem Theater auf der Bühne die Szenen deines Lebens betrachten – völlig neutral, ohne Wertung.

Welche Erkenntnisse bringt dir diese Beobachterposition?

Wer spricht, debattiert, streitet, jammert, wünscht, sucht, fühlt sich verlassen, unverstanden usw.?

Wie alt scheinen die Akteure zu sein, die sich so verhalten?

Läuft auf der Bühne ein „Schauspiel/Drama" ab mit Aktionen und Reaktionen zwischen Erwachsenen, oder sieht es eher aus wie ein Streit zwischen Kindern im Sandkasten?

Du kannst dich jetzt fragen: Was in dem Konflikt ist es wirklich wert, so zu reagieren?

Kannst du wahrnehmen, was dabei mit deinen Emotionen passiert ist?

Kannst du dabei auch spüren, in welchem Maße sich körperliche „Zeichen" verändern?

Kannst du jetzt erkennen, wer mit welcher Grundhaltung gerade aktiv ist? Das Kind in dir? Das Kind im Anderen?

In allen Menschen leben die Emotionen aus der Kindheit weiter – scheinbar gut versteckt hinter allerlei erlernten Verhaltensmustern. Oft drängen sie sich in sehr emotionalen Situationen im Gemisch aller Gefühle mit an die Oberfläche und übernehmen das Kommando. Im Grunde ist das ja nicht falsch, wenn du es so erkennst und akzeptierst. Dann kannst du immer öfter das „Drama" unterbrechen und aus einer neu gewonnenen Perspektive die Sache vielleicht neutraler, weiser angehen und friedvoll für alle lösen.

Erlaubst du dir,
dich morgens im Spiegel anzuschauen?
Dir zuzulächeln und dich selbst zu bewundern?

Körper und „Psyche" (alles Nicht-Körperliche, Bewusste oder Unbewusste unseres Seins) sind untrennbar verbunden. Stark vereinfacht ausgedrückt bedeutet das: Gefühle und Gedanken beeinflussen den Körper, und ebenso wirkt sich der Zustand des Körpers (Gesundheit, Krankheit, Medikamente, Ernährung, Bewegung usw.) auf die seelische Ebene aus.

Kennst du folgenden psychologischen „Trick", wie du beginnen kannst, deine Stimmungen/Gefühle zu verändern?

Schaue in den Spiegel und zaubere für nur fünf Minuten z. B. ein Lächeln (= Körperebene, Muskelbewegung) in dein Gesicht, so wie ein Schauspieler. Versuche dich dabei mit so viel Liebe anzuschauen wie du sie beim Partner, Kind oder Haustier empfindest. Das Gehirn kennt das Muskelgefühl „Lächeln" und schickt über komplizierte neurophysiologische Prozesse sofort „Glückshormone" los. Du wirst sehen, bald darauf hellt sich deine Stimmung tatsächlich auf!

Ein anderes Beispiel zeigt ebenfalls, wie die Wechselwirkung zwischen körperlicher Haltung, Emotionen und Selbstwertgefühl funktioniert:

Stelle dich aufrecht hin – vielleicht balancierst du dazu ein Buch auf dem Kopf –, richte den Rücken gerade auf, als würdest du deine Schulterblätter zusammenschieben und als würde dein Brustbein die Richtung bestimmen, in die du gehst. Setze dazu ein Lächeln auf. Sofort fühlst du dich stärker, mehr verbunden mit dir selbst. Glückliche, gesunde Menschen nehmen natürlicherweise eine aufrechte, straffe Haltung ein, die das Muskelkorsett auf „Befehl" der Emotion umsetzt.

Auch bei der Yogastellung „Baum“ auf einem Bein zu balancieren, hilft dir, über die Ausrichtung des körperlichen Gleichgewichts ebenso auch die emotionale Ebene in die Mitte zu bringen.
In uns allen sind Erinnerungen gespeichert aus guten, glücklichen Momenten. Das Körpergedächtnis (eine unglaublich komplexe Zusammenarbeit aus Botenstoffen und Nervenfunktionen in Gehirn und Körper) reagiert unmittelbar und lässt die in der Erinnerung gekoppelten Emotionen auf allen Ebenen spürbar werden.

Probiere es aus!

Schaffst du es, dich fünf Minuten lächelnd anzuschauen (s. o.) und trotz der ungeliebten Partien in deinem Spiegelbild die schönen Aspekte zu entdecken?

Beides als DEIN einzigartiges Gesicht anzuerkennen und ***deshalb*** *zu mögen?*

Was sind deine Wahrnehmungen und welches Gefühl breitet sich dabei in dir aus?

Vielleicht versuchst du diese Übung jeden Tag zu wiederholen und so dein Dich-Mögen wirklich in jeder Zelle zu speichern.

Du hast jeden Tag neu die Wahl, wer du sein möchtest!

Erlaubst du dir,
andere als deine Spiegel anzunehmen?

Ignorieren wir nicht wohlweislich, dass Verhaltensweisen und Reaktionen unserer Mitmenschen uns unsere eigenen Mängel und Baustellen spiegeln können?

Wie steht es mit dir im Hinblick darauf:

Lehnst du negative Eigenschaften ab?

Kannst du etwas „annehmen"?

Lässt du etwas an dich heran, was vermeintlich nicht zu dir gehört, nichts mit dir zu tun hat?

Warum reagierst du überhaupt so?

Was meldet dir dein Körper, wenn du diese Fragen liest?

Ich glaube, hier kannst du selbst Tausende von Möglichkeiten finden, um zu reflektieren, wer wem die Verantwortung überstülpen will für das, was gerade geschieht.

**_Erlaubst du dir,
tiefe innere Freude am Sein zu empfinden?_**

Kennst du das Gefühl, wenn dich eine Stimmung, eine Situation, ein Erlebnis oder auch nur dein bloßes Dasein mit so tiefer innerer Freude durchflutet, dass alle deine Zellen jubeln, dein Herz singt, dich mit allen „Fasern" Begeisterung erfüllt?

Erlaubst du dir, dieser Freude Zeit und Raum zu geben? Nur im Augenblick zu verweilen, präsent in der Freude zu sein und sie in Dankbarkeit anzunehmen?

Gibst du dich diesem Augenblick hin, obwohl eigentlich eine Stimme in dir meckern könnte, dir einreden will, dass deine Lebensumstände jetzt gerade nicht wirklich erfreulich sind?

Versuchst du, diese tiefe innere Freude als dein Seelenbarometer wertzuschätzen, mit dem du herausfinden kannst, was deine Seele dir wirklich sagen will? Auf welchen (neuen?) Wegen, auf welche (neue?) Weise du authentisch werden oder bleiben kannst?

Erlaubst du dir,
dich zu genießen, ohne dich zu bewerten?

Kannst du dich genießen, ohne dich zu bewerten?

Erlaubst du dir, dich als Göttin, Königin/König zu erleben?

Mahnt in dir eine Stimme, dass du nicht „gut“, „wertvoll“ oder „liebenswert“ bist, wenn du Pflicht und Leistung oder das Sorgen für andere Menschen deinen eigenen (wirklich hinterfragten) Bedürfnissen unterordnest?

Erlaubst du dir,
ein Lob anzunehmen, ein Lob zu genießen?

Erlaubst du dir,
ab und zu „faul“ oder untätig zu sein?

Erlaubst du dir,
heute beim Joggen das zu geben, was dir möglich ist, dich nicht auf unbedingtes Erreichen-Wollen deiner Bestzeit zu fixieren?

Erlaubst du dir,
heute deine Fenster einfach nicht zu putzen, obwohl du es dir vorgenommen hatst?

Erlaubst du dir,
daran zu glauben, dass du diesen und jeden anderen Tag bewusst dazu nutzen kannst, dich am Ende jeden Tages glücklicher, geduldiger, gesünder zu fühlen, ohne dich an Leistung oder Erfolg zu messen?

Erlaubst du dir,
nur einen Tag lang auf dein Smartphone zu verzichten?

Erlaubst du dir,
deine Emails erst am nächsten Tag zu beantworten?

Wie steht es mit deinen Gewohnheiten, denen du wie im Autopilot-Modus folgst?

Je öfter du Handlungen auf immer dieselbe Weise ausführst, desto tiefer werden sie im Gehirn verankert – die positiven, wie die negativen, die gesunden wie die ungesunden. Im Grunde ist das eine intelligente Einrichtung der Natur. Gewohnheiten ersparen dir, jede Tätigkeit neu „lernen" zu müssen oder dich in Nebensächlichkeiten zu verlieren und dabei zu viel Energie zu verbrauchen – körperlich und mental. Gerade weil sie so gut abgespeichert sind, können besonders die schlechten Gewohnheiten sehr schwer durchbrochen werden.

Wie wirkt sich beispielsweise deine Angewohnheit, häufig auf dein Smartphone zu schauen, auf dich aus?

Zeitnah Textnachrichten lesen oder beantworten, immer sofort auf Emails zu reagieren usw., ziehen deinen Fokus jedes Mal fort, unterbrechen die Konzentration auf deine Arbeit, unterbrechen dein Im-Fluss-Sein. Verhindern vielleicht gerade eine besonders intensive kreative Phase.

Führt das nicht zu Stress, denn du willst ja perfekt sein und sofort antworten? Fürchtest du, abgelehnt zu werden, wenn du bewusst die Zeit wählst, die für dich stimmig ist?

Aus Stress entsteht Krankheit und möglicherweise Misserfolg. Willst du das wirklich?

Was geschieht in deinem Gehirn mit dem Botenstoff Melatonin (= verantwortlich für Schlaf- und Wachrhythmus), während du abends und nachts das Smartphone nutzt? Leider blockieren Lichtreize abends und nachts die Melatonin-Produktion, das bedeutet, dein Einschlafen und Durchschlafen wird nachhaltig gestört! Wieder eine Falle, durch eine schlechte Gewohnheit Krankheit zu riskieren.

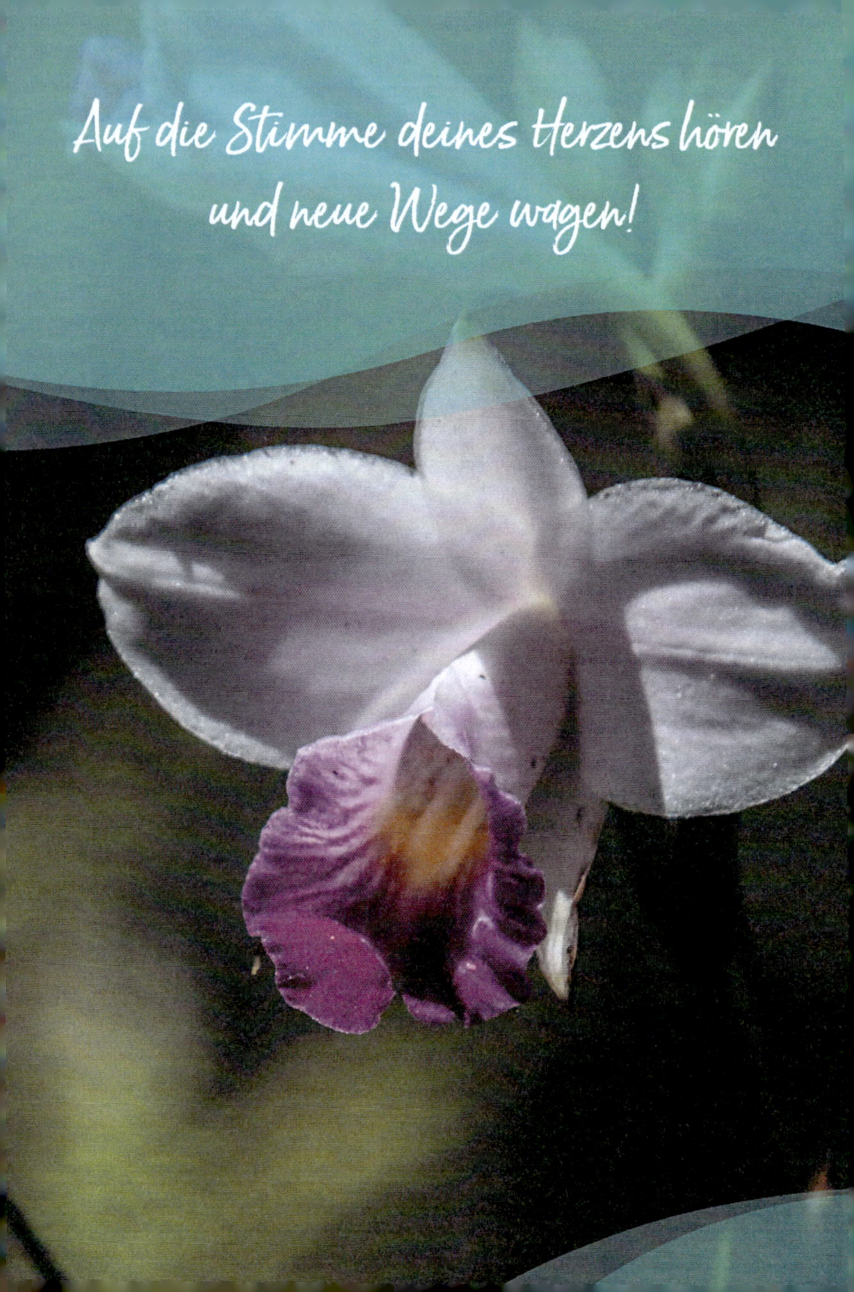
Auf die Stimme deines Herzens hören
und neue Wege wagen!

Erlaubst du dir,
dich für etwas zu begeistern und dich mit tiefer Freude und deiner ganzen Kraft auf Neues einzulassen?

Erlaubst du dir,
die vermeintliche Sicherheit deines bisherigen Weges (der dir nicht mehr guttut?) zu verlassen?

Erlaubst du dir,
dir deine Lebensträume einzugestehen und ihre Verwirklichung zu beginnen?

Taucht vor deinem inneren Auge immer wieder ein ganz konkreter Traum auf, der dein Herz zum Singen bringt?

Gibt es Themen, Tätigkeiten oder Situationen, bei denen du vor lauter Freude Herzklopfen spürst und deine Energie und Vitalität mit dir losgaloppieren?

Erkennst du darin den wirklichen Sinn deines Lebens?

Erkennst du deine Blockaden, die dich hindern, den Traum zu leben?

Vielleicht ziehst du dich für eine Zeit aus dem Alltag zurück und fragst dich: Was läuft gerade falsch? Im Körper, im Leben, in Beziehungen?

Schaue hin, fühle in dich hinein und erforsche die Symptome. Achte auf deinen Körper, in welcher Zone entsteht Druck oder Enge? Aus welchem Organ steigen die Wellen von Wut, Ärger auf?

Was zeigt dir dein Köper, wenn Angst in dir hochkriecht?

Bevor du weiterliest, halte eine Weile inne und lass die folgenden Fragen in dir arbeiten:

Warum leide ich unter diesen und jenen Symptomen?

Wir können Leid nur lindern und heilen, wenn seine Ursache aufgehoben wird.

Wohin möchtest du? Was ist dein Ziel? Was ist deine Vision? Welche höheren Ziele siehst du? An welche Utopien glaubst du?

Bleibst du gefangen in den kleinen Problemen und Wünschen des Alltags – Wünsche nach materiellen Dingen wie Geld, schicke Kleidung, neuestes Smartphone, schnelle Autos, usw.?

Lebst du ständig in deinen bekannten Emotionen und belebst damit die Vergangenheit immer wieder neu?

Denn das ist die Information aus der du die Zukunft erschaffst! ***Nur im Jetzt kannst du dich verändern und das eröffnet dir die Möglichkeit, die Zukunft wirklich neu zu erschaffen.***

Erlaubst du dir, mit achtsamen Gedanken deine Emotionen zu reinigen? Liebe, Mitgefühl, Dankbarkeit, Freude, Großzügigkeit und Vertrauen bewusst zu üben, damit Ärger, Wut, Frustration und Angst loszulassen?

Höhere Ziele und sogenannte Utopien für möglich zu halten und mit tiefer innerer Freude zu visualisieren und zu verfolgen, setzt die Kräfte frei, vermeintliche Grenzen zu überschreiten und der Unmöglichkeit näher zu kommen, ja sie zu verwirklichen!

Erlaube dir, dich immer öfter hineinzugeben in den Flow (wie die Neurophysiologen und Psychologen es nennen, wenn Körper und Geist sich in einem quasi zeitlosen Gleichgewicht befinden).

Die Basis, die Voraussetzungen, Ziele ins Auge zu fassen, sollten sich natürlich auf der materiellen und biologischen Ebene der Ressourcen und Möglichkeiten realisieren lassen. (Es ist beispielsweise unmöglich, sich als Mann zu wünschen, schwanger zu werden.)

Nun schau an, was da ist an Zutaten.

Erlaubst du dir, sie zu akzeptieren und wertzuschätzen? Was kannst du mit diesen Ressourcen schaffen und krieren? Lass dich nicht hinreißen, durch „wenn ich ... hätte, dann …“ zu zweifeln, denn das trennt dich von deiner schöpferischen Kraft und drängt dich aus deiner Mitte.

Als die Idee zu diesem Buch in mir auftauchte, hat mein Verstand auch sofort gezweifelt, das für unmöglich gehalten.

Nun, du siehst, ich habe mich auf den Weg gemacht, „Material“ zusammengestellt, meine Fotos gesichtet und auch neue geschossen mit viel Freude und kreativem Einsatz. Unzählige Stunden verbrachte ich am PC mit Schreiben, Verwerfen und Korrigieren. Ich habe frustrierende Ablehnungen von Verlagen hingenommen, in meinem Inneren nach den „Saboteuren“ gesucht. Ja, es hat eine ganze Weile gedauert, aber nun ist die „Unmöglichkeit“ Realität geworden!

Mit dem, was du hast, was du bist, kannst du dich fragen:

Was kann ich tun?

Entscheide ich mich für das Ziel, für den erwünschten Zustand?

Was ist notwendig zu tun, um meinem Traum Leben einzuhauchen?

Bereits in dem Augenblick, in dem wir authentisch entscheiden, etwas zu ändern, verändern wir unser Leben.

Es kann sein, dass es anderen Menschen Angst macht, wenn du beginnst, deinen Traum zu leben, weil du dich dadurch veränderst. Sie können den Umgang mit dir nicht mehr so vorhersagen, das löst auch Angst aus. Es kann sein, dass sie eifersüchtig werden und dich von deinem Plan und Tun abbringen wollen. Es kann sein, dass sie dich kleinmachen wollen, weil du über sie hinauswächst.

Kannst du dann trotz Widerstand von außen im Augenblick, im inneren Frieden sein und völlig klar darüber bleiben, was dein Weg ist?

Erlaube dir, die Herausforderung anzunehmen, zu erkennen, was du nicht beeinflussen kannst und diese Dinge zu *lassen*, nicht im Widerstand zu sein (und das ist meist für uns das schwerste!), sondern einfach *präsent* zu sein. Das strahlst du aus, du begreifst deine wirkliche Kraft und handelst authentisch aus *dir* heraus.

Eine Reise um die Welt, ins Nachbarhaus oder auch nur ins nächste Zimmer beginnt immer mit dem ersten Schritt!

Also, vertraue und gehe den ersten Schritt auf deinem neuen Weg!

Kein Weg folgt einer geraden Linie. Wenn wir nicht vorankommen, will etwas verändert werden. Das Wagnis der Veränderung eröffnet immer neue Perspektiven und neue Wege.

Vielleicht schreibst du als einen ersten Schritt hier deine Träume und Visionen einmal auf, die dich begeistern würden. Schriftlich niedergelegte Notizen zeigen deinem Unterbewusstsein, dass du eine verbindliche, hundertpozentige Vereinbarung mit dir triffst. Das macht dein Unterbewusstsein zu deinem starken Verbündeten.

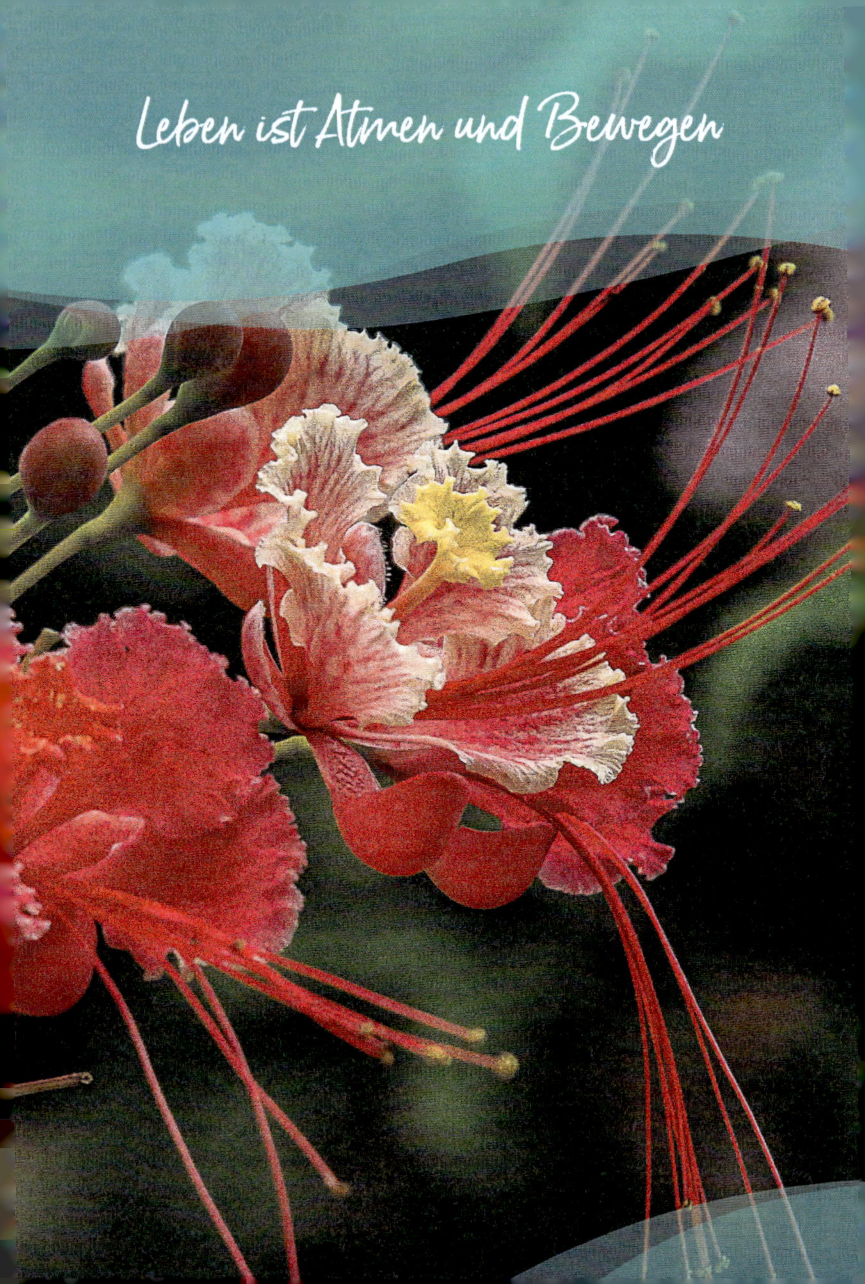
Leben ist Atmen und Bewegen

Erlaubst du dir,
bewusst zu atmen und das Leben zuzulassen?

Atmung ist Leben. Atmung versorgt unser Blut, unsere Organe mit Sauerstoff und reinigt und klärt unsere Lebensenergie.

Nach der Geburt beginnt unser Leben außerhalb des Mutterleibs mit dem ersten Atemzug, meist gleichzeitig mit dem ersten Schrei (das Herz schlägt dann schon seit ca. 33 Wochen). Atmen begleitet und beeinflusst uns bis zum Tod – circa 20.000 Mal pro Tag. Mit jedem Atemzug pumpen wir ein Volumen von durchschnittlich ca. 3,5 Liter Luft durch die Lungen.

Bei gesunden Kindern und Menschen der Naturvölker ist er noch zu finden: der lange tiefe Atem der Bauchatmung. Im Laufe der Zeit ändert sich bei den meisten Menschen unbewusst die Atemtechnik. Unser „normaler Atem“ wird nach der Kindheit eher flach und oberflächlich. Das hektische unruhige Leben der heutigen Gesellschaft spiegelt und speichert sich automatisch im Körper. Da der vegetative Spannungszustand eines Menschen in direkter Beziehung zu seiner Atmung steht, ist jede Atemmeditation ein Zugang zur eigenen Geschichte der Emotionen. Oft steigen sogar Bilder und Erinnerungen aus dem Unterbewusstsein an die Oberfläche, die lange „vergessen“ waren. Kurzgefasst:

Alle Emotionen und Lebenserfahrungen, die aktuellen wie die vergangenen, beeinflussen die automatischen (vegetativen) Körperfunktionen, so auch das Atmen. Die wechselseitige Beeinflussung von Atmung, Emotionen und Geist/ Bewusstsein ist immens!

Über eine Veränderung der Atmung ist somit auch der Zustand, das Befinden auf allen menschlichen Ebenen (Körper-Seele-Geist) regulierbar! Den Atem zu steuern heißt, mit dem Atem heilen zu können. Darin steckt für jeden Übenden ein unermessliches Selbstheilungs-Potenzial.

Der Atem ist die einzige Brücke, über die wir selbst die Herzfrequenz, den Blutdruck und die Freisetzung von Stresshormonen beeinflussen können.

Beobachte deine Atmung:

Geht sie schnell, langsam, tief, oberflächlich?

Kannst du Brust-, Bauch- und Flankenatmung ausprobieren und ihre unterschiedlichen Effekte im Körper wahrnehmen?

Dazu stell dir vor: Du pumpst Luft in deine Brust, deinen Bauch oder deine Flanken, so als ob du einen Luftballon aufblasen willst. Solche Bilder helfen dir, sogar unbewusste Muskelbewegungen zu einem „Ziel" zusammenspielen zu lassen.

Es gibt zahlreiche weitere Atemtechniken, aber den Unterschied zwischen Brust- und Bauchatmung wahrzunehmen, ist schon ein guter Anfang.

Hast du bei Sport, Yoga, Qigong, Meditation oder anderen Entspannungstechniken die speziellen Wirkungen des bewussten Atmens kennengelernt?

Hast du schon bemerkt, was die Atmung so alles mit dir macht? Oder was du mit der richtigen oder falschen Atmung in dir verursachst?

Dass Druck, Stress, Anspannung jeglicher Art und Ursache zu flacher Atmung verleiten?

Dass flache Atmung dir zeigt, dass du mit deiner Wahrnehmung und deiner Bewusstheit mehr im Außen bist statt in deiner Mitte?

Wohin verlagern sich Druck oder Stress, die die Atmung nicht nach draußen ableitet?

Ist dir bewusst, dass besonders Frauen sich nicht erlauben, die gesündere, tiefere Bauchatmung zu praktizieren, weil sie glauben, ihr Bauch sähe dann dicker aus?

Wer besondere Entspannungstechniken schon ausgeübt oder einfach nur die Anleitungen der Hebamme während der Entbindung befolgt hat (auch Männer können simultan bei der Geburt das spezielle Atmen mitmachen, um ihre Frauen dabei zu unterstützen), konnte erfahren, welch heilsames Potenzial im bewussten und richtigen Atmen liegt.

Weil das Atmen so enorm viel in uns bewirken kann, ist es sinnvoll für jeden, der sich auf den Weg zu sich selbst begibt, sich auch mit überlieferten Atemtechniken spiritueller Traditionen vertraut zu machen. Ob Yoga, Qigong, Autogenes Training, therapeutische Hypnose – alle Methoden steigen über eine bewusste geführte Atmung ein.

Es kann auch einfach nur der Wunsch sein, die eigene Entspannung mit angenehmem, konsequentem, regelmäßigem Üben in Stille zu beginnen. Eine ausführliche Anleitung dazu findest du im Anhang unter „Atem-Meditation“.

Atmen können wir nur im Hier und Jetzt, weder in der Vergangenheit noch in der Zukunft. Atmen hilft uns, präsent im Augenblick, in der Gegenwart zu verweilen.

Eine bewusste Atempause bringt uns in den Zustand der inneren Ruhe, Zentriertheit und Gelassenheit. Eine solche Atempause hilft, Spannung loszulassen, Stress zu reduzieren und sich zu entschleunigen. Entschleunigung bedeutet, sich darüber klar zu werden, welche Ziele und Werte im Augenblick und im Leben erstrebenswert sind.

Achtsamkeit im Umgang mit der Atmung lässt Achtsamkeit gegenüber dem Leben wachsen, ja Achtung vor dem Leben selbst – dem eigenen wie dem aller Lebewesen.

Bewusst praktizierte Atem-Meditation kann auch als zusätzliche Brücke dienen, um leichter in die Lücken zwischen den Gedanken, in die innere Stille zu gelangen. Immer tiefer in den inneren Raum, bis in die Tiefe unserer Seele. Dorthin, wo die Kreativität liegt, dorthin, wo das Ego still ist und der Weisheit, der Intuition Raum gibt. Dorthin, wo wir verbunden sind mit der universellen Quelle, der LIEBE, der alles Wissen und SEIN entspringt und zu der alles zurückkehrt. Jedes Mal, wenn du dorthin schauen kannst, erweitert sich dein Bewusstsein.

Erlaubst du dir,
bewusst zu atmen und das Leben zu lieben, wie es ist?

Wenn du üben möchtest, mit Hilfe deines Atmens im Hier und Jetzt zu sein, kannst du die eine oder andere Vorstellung und Vision mit Freude und Liebe erfüllen und in den Atem mit hineinnehmen.

Eine ausführliche Anleitung zu Atemübungen und Vorschläge für die gedankliche Ausrichtung deines Bewusstseins findest du im Anhang.

*Fühlst du dich wohl an deinem Platz,
und sorgst du für Frieden in dir?*

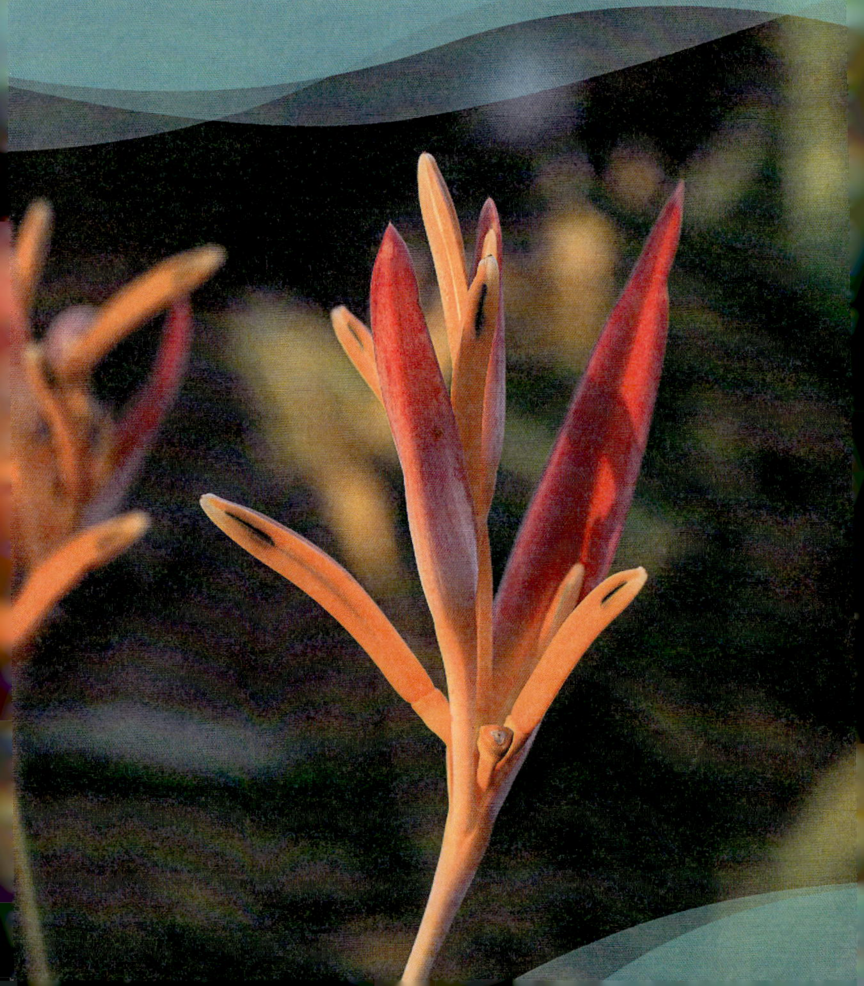

Erlaubst du dir,
dich zu fragen, warum du dir ein Kind wünschst? Frau und Mann, ihr seid beide gemeint!

*Versuche tief und ehrlich in dir zu erforschen, **warum** du ein Kind haben willst.*

Was erwartest du von einem Kind?

*Was möchtest du deinem Kind geben, was kann es **von dir erwarten?***

Erlaubst du dir,
deinen unerfüllten Wunsch nach einem Kind anzunehmen? Dein Herz für eine neue Ebene zu öffnen, wenn du an den Punkt gelangst, wo du völlig verzweifelt bist?

Möglicherweise hast du nur noch einen Gedanken im Kopf – schwanger zu werden – und kannst deswegen gerade kaum Lebensfreude in deinem Alltag empfinden, wenn es einfach nicht klappt.

Erlaubst du dir,
deine Leere liebevoll in Fülle umzuwandeln?

Es für möglich zu halten, deine weibliche Energie auch anders als in Mutterschaft oder Vaterschaft zu verschenken?

Fühlst du dich schuldig, nicht gut genug?

Alles gehört zu dir. Ganz gleich, wie du die Fragen beantwortet hast. Vielleicht ist es ja auch in diesem Leben der Plan deiner Seele, deine weibliche und mütterliche Energie anders zu verwirklichen als mit einem leiblichen Kind?

Ja, ein Kind zu *empfangen*, ist für dich als Frau, für dich als Mann, für euch als Paar der sehnlichste Wunsch.

Ich habe hier bewusst die (altmodische?) Ausdrucksweise „ein Kind empfangen" gewählt. Weißt du schon, warum? Ja, richtig: empfangen, annehmen, kommen lassen, geschehen lassen (dann, wenn das Kind möchte, wenn dein Herz wirklich bereit ist). Das ist pures Yin, ur-weibliche Energie – für euch beide!

Was aber passiert heutzutage sehr oft stattdessen? Da ich in den vielen Jahren meiner Praxis Paare mit Kinderwunsch ganzheitlich begleite, möchte ich dich an dieser Stelle aufrütteln und an die Yin- und Yang-Energien erinnern: Viele

Kinder werden „geplant“, oft genug sogar unter dem Leistungsdruck und Zeitmanagement eines stressigen beruflichen Alltags und/oder nach den Protokollen der Reproduktionsmedizin bis hin zur künstlichen Befruchtung. Planen, Tun, Leistungsdenken, Stress – das ist pures Yang, männliche Energie – für euch beide!

Wenn deine biologische Natur, wenn schulmedizinische oder naturheilkundliche Behandlungen dir dein Wunschkind nicht schenken, setzt du womöglich deine Hoffnung auf künstliche Befruchtung. Vielleicht „wählt“ sogar das Kind gerade diesen Weg zu dir, weil ihr etwas Bestimmtes miteinander lernen sollt?

Doch vergiss über diese körperlichen Behandlungsprogramme nicht dein Herz, dein Fühlen, dein Träumen, dein Sein in der Natur, deine weibliche Seite! Die Natur schenkt dir mit ihren Ruhe-Zyklen die Stille aus dem Rhythmus von Tages-, Nacht- und Jahreszeiten.

Erlaube dir deine Stille (beispielsweise mit einer Atemmeditation aus diesem Buch) und steige aus deinem Terminkalender aus. Stille führt dich nach innen (Yin), führt dich zu deinen Wurzeln, deiner inneren Kraftquelle, wenn deine

Alltagszerstreuungen dich in verschiedene Richtungen ziehen. In der Ruhe liegt die Kraft, diese alte Weisheit unserer Vorfahren ist brandaktuell!

Erlaube dir, mit deinem Partner/deiner Partnerin über alle deine Gefühle zu sprechen und ihm/ihr dein Ohr und Herz für seine/ihre Gefühle zu schenken. Du ahnst schon, was das bedeutet? Ja, das ist auch wieder Yin-Energie.

Halte hier gerne wieder inne, wenn du magst.

Nimm ein Blatt Papier zu Hand und notiere, was dir im Leben gerade jetzt wichtig ist und was du nicht lassen kannst. Solch eine Liste schenkt dir einen Überblick, wie du ihn durch bloßes Denken nicht erhälst.

Wo findest du in dir, in deinem Leben die Gelegenheiten, den Ausgleich von Yin und Yang zu üben, sodass ein Kind bei dir/euch landen möchte?

Wie kannst du deinen Alltag entschleunigen?

Wie kannst du ein Kind mehr mit deinem Herzen einladen, als es aus deinem Ego heraus zu wollen?

Natürlich kann ich hier in diesem Buch nur begrenzt auf all das eingehen, was vielleicht gerade dein aktuelles Lebensthema betrifft. Wenn du jedoch intensiv mit den Fragen arbeitest, bewegt sich wahrscheinlich etwas in deinem Herzen und es lösen sich hoffentlich Blockaden in deinem Unterbewusstsein.

In der Praxis erlebe ich das in den Gesprächen mit Frauen und Paaren wirklich immer wieder: Vertraue getrost, dass das Leben es im Grunde gut mit dir meint! Dass es weiß, was für deine Entwicklung gut ist, auch wenn es dir möglicherweise gerade anders erscheint.

Erlaubst du dir,
nur in Teilzeit statt Vollzeit zu arbeiten, um dem Weg deines Herzens zu folgen?

Dir den nötigen Freiraum zu geben für die Erfüllung deiner Bedürfnisse?

Ein Beispiel:
Zwei Schwestern nehmen mit unterschiedlichen Schwerpunkten ihr Leben in die Hand:

Die Ältere hetzt durch ihre 60-Stunden-Woche. Sie strebt nach Erfolg und sucht darin ihren Selbstwert. Die Jüngere neigt deutlich erkennbar dazu, ohne Leistungsdruck ihrem Herzen zu folgen. Man kann spüren, dass sie ihren Selbstwert in sich *schon realisiert* hat. Sie findet ihre Zufriedenheit darin, als Therapeutin in Teilzeit zu arbeiten und ein geringeres Gehalt zu akzeptieren. Sie hat damit durchaus ihr Auskommen und verzichtet gerne auf viele materielle Dinge, die sich ihre Schwester eher leisten kann. Die Jüngere schafft sich mit ihrem Modell den Freiraum, ihren Traum zu verwirklichen und – in diesem Fall – viel Zeit mit Tieren zu verbringen und diese in ihre Therapiearbeit mit einzubinden.

Welche der beiden Schwestern macht es „richtig"? Und wer kann das beurteilen?

Wir leben in unserem westlichen Kulturkreis in einer Überbewertung von Leistung und „gut sein in …". Unser Selbstbild, unser Selbstwert gründet sich darauf, und nährt sich daraus, dass wir funktionieren und immer „gut drauf" sein sollen. Zeigen wir nicht alle mehr oder weniger Verhaltensweisen, die nach Anerkennung, Liebe, Geld und Macht rufen? Verhaltensweisen, die uns eine Belohnung versprechen?

Viele Jahrzehnte war ich selbst auch bestrebt, mich meinem Umfeld als möglichst perfekt zu zeigen, sei es in Schule, Studium, Familie oder Beruf. Pünktlichkeit, Ordnung, Leistung, „Helfersyndrom“ bis über die eigenen Grenzen hinaus bescherten mir mein „Gut-Sein“, mein gutes Selbstwertgefühl. Kritik dagegen stürzte mich in Selbstablehnung und lähmte mich. Bis mir ein sehr weiser Freund an dem Punkt, an dem mich ein gesundheitliches Problem stoppte, sehr direkt und unverblümt die Augen öffnete.

Sehr langsam begann ich die Motivationen zu untersuchen, mit denen ich die Dinge meines Lebens anging. Ich lernte, sie zu hinterfragen und zu analysieren. Ich begann, mich mit meinen „Defiziten“ mehr und mehr zu akzeptieren und sogar neue „Talente“ und Kreativität in mir zu entdecken und zu begrüßen – ein Weg, den ich bis heute gehe und der mich weiterhin jeden Augenblick neu herausfordert, im Fluss zu sein. Das heißt auch, Widerstände in mir aufzudecken und loszulassen, obwohl alte Verhaltensmuster und das trickreiche, überlebenswichtige Ego die Oberhand und Kontrolle behalten wollen. Immer wieder gilt es, zu akzeptieren, dass die alten Muster weder schnell noch durch mein reines Wollen transformiert werden können.

Ich erlaube mir, genau wie du, auf dem Weg zu sein und zu üben.

Erlaubst du dir,
deine Aufgaben perfekt zu erledigen und zu hinterfragen, was deine wirkliche Motivation zur Perfektion ist?

Worin liegt beispielsweise deine Motivation, wenn du jemandem helfen willst? Welche Intentionen verstecken sich noch darin? Ist es reine Nächstenliebe oder ein „Helfersyndrom"?

Oder regt sich beim Helfen, beim Perfekt-Sein auch der Wunsch in dir, dich durch dein Tun gut zu fühlen, vor dir und anderen im rechten Licht zu stehen, dir selbst auf die Schulter zu klopfen, weil du etwas Gutes geleistet hast? Dadurch wird deine gute Tat auf keinen Fall wertlos – es ist für dich selbst jedoch wichtig, dass du zu unterscheiden beginnst, welche *Beweggründe* sich hinter deinen Handlungsweisen verstecken.

Erlaube dir, die verschiedenen Motivationen in dir zu erforschen, vielleicht auch geschockt zu sein, wenn du dabei eine Großaktion deines Egos aufdeckst.

Erlaube dir, es zu akzeptieren, denn ein gesundes Ego gehört zu jedem Menschen und ist überlebenswichtig. Solange du dir der unterschiedlichen Facetten deiner Motivation bewusst bist, dich beobachtest und hinterfragst, bist du ja aufrichtig dir selbst gegenüber. Dann wirst du dir erlauben, dem klaren inneren Impuls zu folgen und sogar etwas ***bewusst nicht zu tun***, sondern einfach ***(geschehen) zu lassen*** …

Wenn du nach deiner *bewussten* Entscheidung (Herz, Intuition) etwas tust oder auch nicht, dann hast du aktiv gehandelt, etwas zugelassen, etwas losgelassen, dich einer Situation hingegeben und dich nicht den Umständen und alten Mustern unterworfen. Dann hast du *selbstbestimmt* agiert, nicht reagiert und du bist in deiner Mitte und authentisch.

Der positive Nebeneffekt: Es kostet weniger Energie und du wirst nicht das Opfer deiner Umstände.

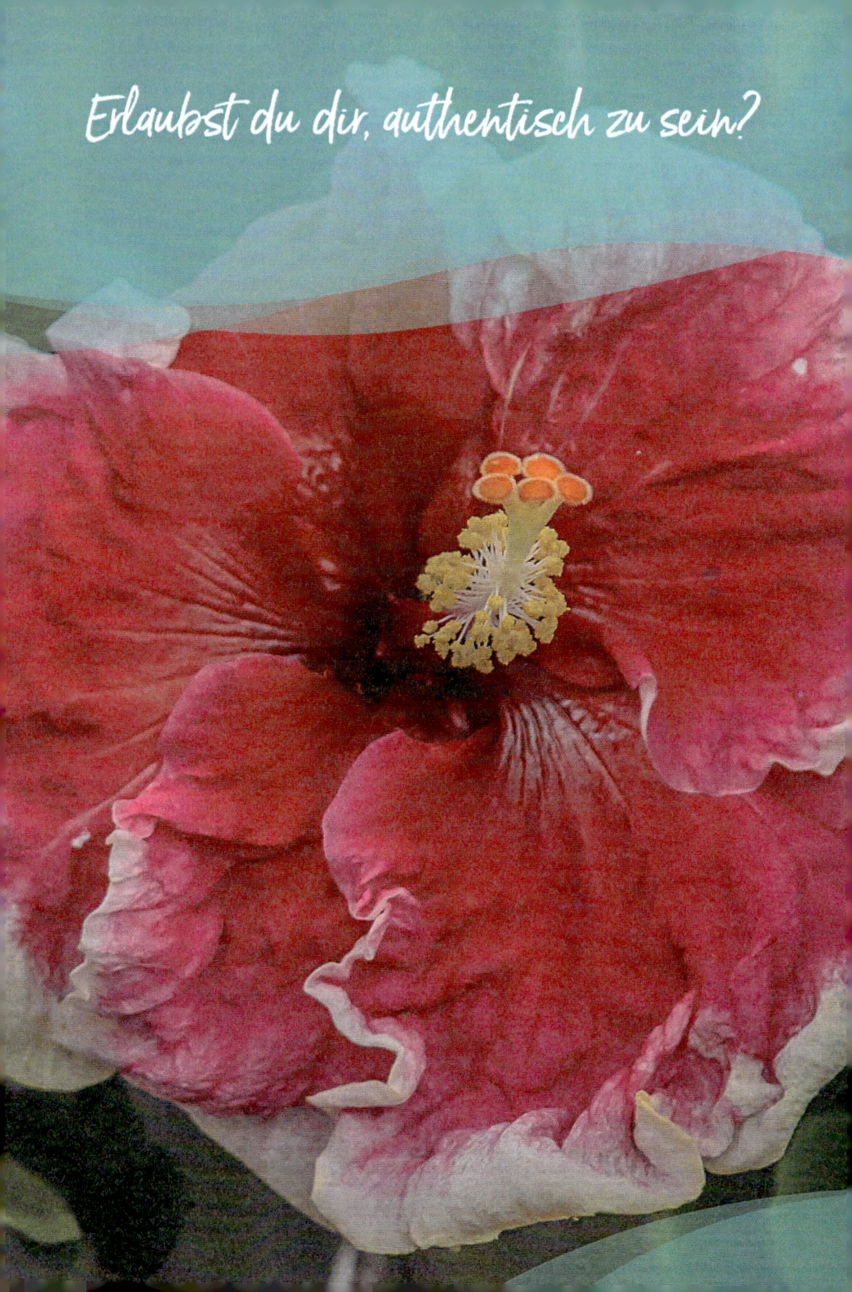
Erlaubst du dir, authentisch zu sein?

Erlaubst du dir,
eine Verabredung abzusagen (auf die du dich lange gefreut hast), wenn du plötzlich spürst, dass es dir nicht guttun würde, dorthin zu gehen?

Vor einigen Jahren hatte ich ein Wochenend-Seminar gebucht, das mir zur Zeit der Buchung unglaublich wichtig war. Tatsächlich hatte ich diesen weiterführenden Aufbaukurs sogar selbst mit angeregt. Zwischen Anmeldung und Seminarbeginn lagen jedoch einige Monate, Erfahrungen und Entwicklungen. Ungefähr zwei Wochen vor dem Seminar spürte ich schon bei dem Gedanken daran einen „Kloß im Magen". Alles in mir sperrte sich. Mein bisheriges Leben hatte mich gelehrt, dass es sich nicht „gehört", hier einen Rückzieher zu machen. Dennoch beschloss ich, auf mein Bauchgefühl zu hören und meine Teilnahme abzusagen.

Der Referent reagierte erst sehr irritiert, weil er gerade von mir (ich hatte die Organisation übernommen) keine Absage erwartet hatte. Doch als ich ihm ehrlich meine Empfindungen schilderte, konnte er es nachvollziehen. Ich fühlte mich sehr erleichtert, dass ich es geschafft hatte, meinem Herzen zu folgen – entgegen allen Konventionen. Es war für mich ein großer symbolischer Schritt heraus aus dem Angepasst-Sein und hin zu mir selbst. Wenn ich auf Unverständnis gestoßen wäre, hätte ich sicherlich teilweise Gewissensbisse gehabt und daran gezweifelt, die richtige Entscheidung getroffen zu haben. Die Erfahrung, dass meine Absage gut angenommen wurde, hatte jedoch mein Vertrauen in meinen neuen Weg gestärkt.

Erlaubst du dir,
einfach gegen jede „Konvention" einen Menschen mit „Du" anzureden, weil dein Herz es gerade so fühlt?

Im deutschen Sprachraum tun wir uns immer noch sehr schwer damit, die Hürde, den Schutz oder die Distanz des „Sie" fallen zu lassen.

Sicherlich, z. B. in Chören, Sport-, Yoga-, Meditations- oder sonstigen Gruppen und Teams von Gleichgesinnten und unter Arbeitskollegen und -kolleginnen praktizieren fast alle sofort das „Du". Für die meisten stellt das mittlerweile kein Problem mehr dar. Das Thema ist an dieser Stelle nur ein Beispiel zur Inspiration, um zu üben, überliefertes Verhalten und Konzepte zugunsten von Authentizität und Ehrlichkeit infrage zu stellen oder zu verlassen, um Nähe und Verbindung zu schaffen.

Als mich vor einigen Jahren in der Praxis eine Patientin gegen Ende der ersten Begegnung fragte, ob wir uns nicht duzen könnten, war ich sehr überrascht. Im ersten Augenblick irritierte mich ihre Spontaneität. Jedoch gab es in mir eine Stimme, die sagte, dass es okay wäre, da wir eigentlich von Anfang an einen guten Draht zueinander hatten. Das „Du" fühlte sich dann auch wirklich viel „richtiger" an als das „Sie".

Nur meine eigene alte Programmierung („das tut man doch nicht!") hatte mir anfänglich im Weg gestanden.

Erlaubst du dir,
Menschen und Freunde aus deinem Leben ziehen zu lassen?

Erlaubst du dir,
ehrlich zu dir selbst zu sein und dich von Freunden zu trennen?

Beziehungen zu Menschen zu beenden, die nicht mehr auf deiner „Wellenlänge" liegen – weil du dich verändert hast? Weil die Lektionen, die ihr zusammen für eure Entwicklung lernen solltet, abgeschlossen sind?

Glaubst du, etwas beibehalten zu müssen, was du eigentlich schon längst nicht mehr willst?

Hast du Angst, Menschen zu brüskieren, wenn du Verabredungen mit ihnen nicht eingehen willst?

Hast du Angst, deshalb von ihnen abgelehnt zu werden?

Hast du Angst, dass jemand die Beziehung zu dir lösen könnte?

Welche wertvollen neuen Beziehungen hast du durch deine Veränderung gewonnen?

Erlaube dir,
diese Fragen zu reflektieren und zu beobachten, was in dir geschieht?

Erlaubst du dir,
in der Sexualität deinem Herzen zu folgen?

Lebst du in deiner Partnerschaft die Sexualität, die du wirklich willst?

Wie wichtig ist dir Sexualität?

Was ist Freiheit in der Sexualität?

Erlaubst du dir, die Initiative zu ergreifen?

Erlaubst du dir, deinem Partner/deiner Partnerin zu sagen, was dir beim Sex wichtig ist?

Erlaubst du dir, nein zu sagen, wenn dir die Lust fehlt, wenn du dich nicht gut fühlst, wenn Sex jetzt gerade nicht (mehr) zu deinen Lebensbedürfnissen passt?

Fürchtest du in deiner Partnerschaft durch die Sexualität in eine Art Abhängigkeit zugeraten oder deine Freiheit zu verlieren?

Erlaubst du dir auch im höheren Alter, deine Lust auf Sex zu leben?

Ist dir bewusst, dass alle diese Fragen und Entscheidungen in Bezug auf Sexualität in ***jedem Menschen***, gleich welchen Alters, existieren?

Erlaubst du dir,
dich von gewohnten Reaktionen/Reaktionsmustern zu lösen und neue Wege zu gehen?

Damit zu beginnen, Gewohnheiten zu ändern, die dich eigentlich schon lange bedrücken,

Gewohnheiten zu verlassen, die dich krankmachen können?

Erlaubst du dir,
flexibel zu sein?

... wenn du bewusst etwas an deinen Gewohnheiten änderst, auch die Tatsache anzunehmen, dass du anfangs öfter, später immer seltener in deine alten Gewohnheiten zurückfällst?

Erlaubst du dir,
deinen Sonnen- und Schattenseiten bewusst zu begegnen?

Menschliches Verhalten wird überwiegend von Ereignissen, von innerem und äußerem Leistungsdruck, von Emotionen, ja geradezu von „Ego-Wellen" gelenkt. Das Wort „Ego" steht hier ganz ohne Wertung, so wie es im gesamten Text nur einen Aspekt unserer natürlichen Persönlichkeit im Menschsein benennt.

In den letzten Jahrhunderten hat sich in unserer westlichen Gesellschaft eine Kultur entwickelt, die dadurch geprägt ist, dass

- sich das Individuum als getrennt vom Ganzen wahrnimmt und versteht,
- sich jeder als Einzelpersönlichkeit vor allem um *sein* Überleben kümmert,
- jeder Angst hat, *seine* Existenz zu verlieren (dazu gehört alles, was jeder Einzelne als *Seines* versteht),

- jeder Angst hat, sein Gesicht, seine Achtung, seine Wichtigkeit zu verlieren,
- jeder Angst hat, mit dem Verlust von Achtung und Zuwendung, mit dem Verlust von Kontrolle über die Geschehnisse bräche der existenzielle Boden unter den Füßen zusammen.

Das Ego kämpft ziemlich kraftvoll und erfolgreich für die Erhaltung dieser oben erwähnten Pseudosicherheit. Viele unserer Kontroll- und Sicherheitsbemühungen garantieren niemandem in irgendeiner Sache wirklich Sicherheit. Unser Gehirn hat viele erlernte *Muster* abgespeichert und greift schon aus ökonomischen Gründen darauf zurück. Im Falle von Gefahren helfen uns diese Muster, schneller startklar zu sein und haben somit einen gewissen evolutionären Vorteil zum Überleben. Aus deiner Lebenserfahrung weißt du das, wenn du ganz ehrlich mit dir bist.

Wie schon erwähnt, ist das Ego für den Menschen überlebenswichtig, jedoch dürfen wir beginnen zu lernen, unser Denken und Handeln nicht nur an den Ego-Impulsen auszurichten. Das Leben fordert uns heraus, den inneren weisen Beobachter immer öfter einzuschalten, ihn das eigene Tun (Ego-gesteuerte Tun) lächelnd beobachten zu lassen. Als Übung, um zunehmend Bewusstheit zu erlangen, mehr und mehr bewusst im Jetzt zu agieren.

Je stärker du etwas *willst*, je heftiger du etwas ablehnst, davor flüchtest, desto mehr „haftest" du an den Dingen. Dann bist du nie im Augenblick. Du vergleichst mit Erfahrungen der Vergangenheit, und du projizierst Wünsche in die Zukunft. Das ist nicht das JETZT. Du suchst und bist irgendwohin unterwegs, aber du bist nicht wirklich präsent – dort, wo du gerade bist. All das lässt weder Gelassenheit noch Frieden in dir entstehen, oder?

Ist es nicht so, dass du dich freier und unabhängiger fühlst, wenn du innerlich „neutral" sein kannst? Neutral zu sein bedeutet den Zustand des Ausgeglichen-Seins, des In-Harmonie-Seins, der inneren Mitte. Aber wie erreichst du diesen Zustand der Mitte?

Ausgleich bedeutet, dass die zwei Seiten Yin und Yang in uns gleich stark, gleich groß, ausgeprägt sind und gleich *liebevoll* gelebt werden.

Eigentlich sollte es ganz einfach sein: Wir müssen nur „Werkzeuge" finden, mit denen wir beginnen können, unsere zwei Seiten wahrzunehmen, anzuerkennen und in uns zu leben, oder?

Wenn da nur nicht in jedem von uns diese alten Muster, Prägungen, Programmierungen, Gewohnheiten und Schwächen in den Tiefen unseres Menschseins gespeichert wären, die uns ganz profan daran hindern wollen, auf den Weg in die Mitte zu kommen!

Die Lektionen des Alltags halten uns mit unerbittlicher Klarheit und Konsequenz in jedem Augenblick den Spiegel vor und zeigen auf, wo wir selbst stehen.

So ist es nun mal! So darf es sein, denn wir sind auf dem Weg ... ***Wir sind in jedem Augenblick da, wo wir sein sollen.***

Wenn wir diese Erkenntnis gewonnen haben, stellen wir fest:

- Wir haben jeden Augenblick die Wahl, einen neuen Weg zu beginnen, eine neue Richtung einzuschlagen, etwas anders zu tun als bisher.
- Wir haben jeden Augenblick die Wahl, die Umwelt, unsere Zukunft und die unserer Kinder und kommender Generationen neu zu erschaffen – etwas für unsere Heilung zu tun.
- Um damit zu beginnen, müssen wir nur im ersten Schritt das annehmen, was gerade IST.

Die Welt hat zwei Seiten: Yin und Yang

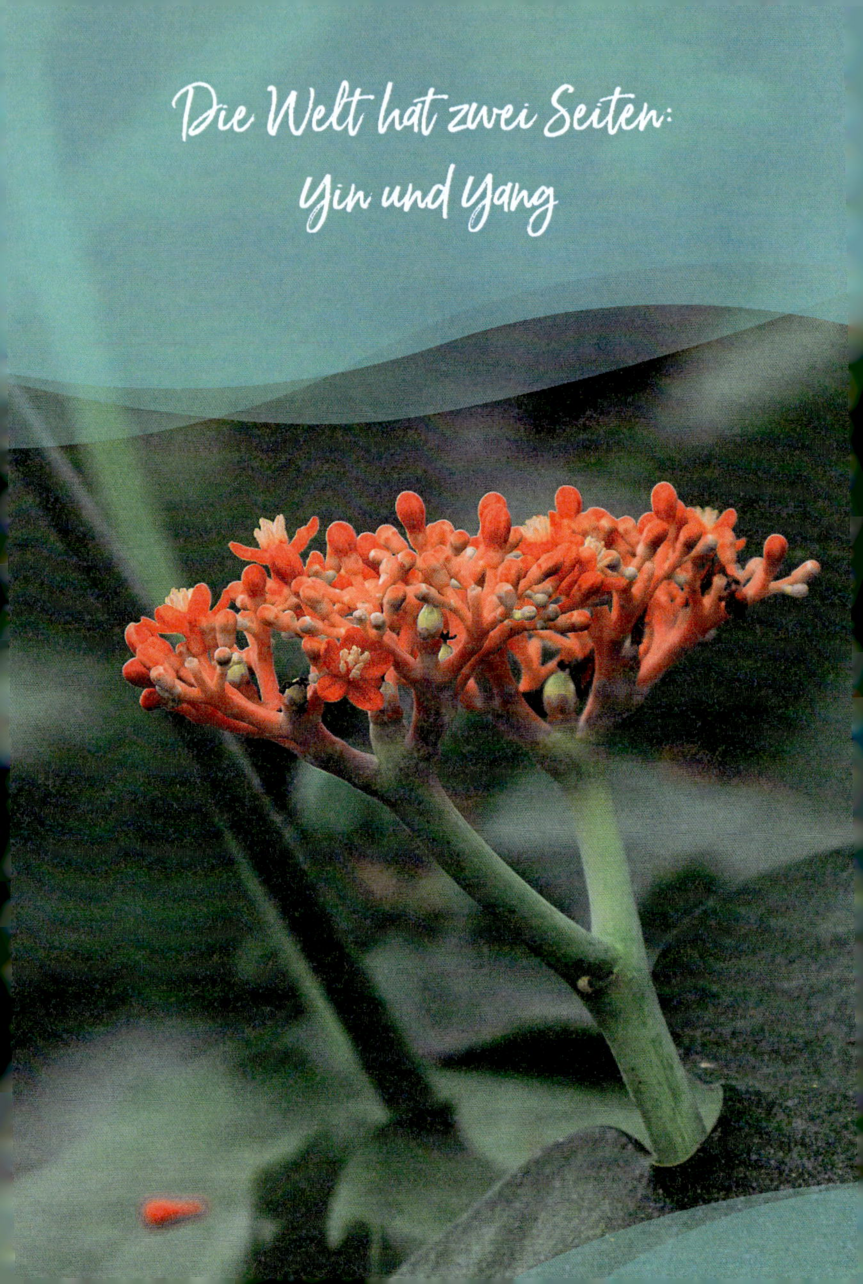

Die östlichen Heilweisen schauen ursprünglich nicht nur von der physischen, substanziellen und materiellen Seite auf das Universum, die Natur oder das Leben, sondern auch darauf, ob ein System mit seiner Energie im Gleichgewicht schwingt.

Alles in unserer dualistischen Welt zeigt zwei Seiten, zwei Pole, auch die Energie-Aspekte in der Natur:

- Yang und Yin,
- Tag und Nacht,
- Licht und Schatten,
- Bewegung und Ruhe,
- Liebe und Weisheit,
- Männlich und Weiblich usw.

Schaue in die folgenden Auflistungen (aus der Sicht der östlichen Heilphilosophien) einiger charakteristischer Aspekte von männlicher und weiblicher Energie, und du wirst sehen, dass die Listen nicht einfach nur Mann oder Frau beschreiben.

Die ***nährende Energie „Yin“*** (weiblich-energetischer Aspekt)

- ist nach innen gerichtet,
- ist im Handeln eher auf den Vorgang gerichtet als auf das Ziel,

- nährt, empfängt,
- lässt geschehen, weiß intuitiv,
- ist gütig, liebt bedingungslos,
- bringt Geschehnisse und das große Ganze in Zusammenhang,
- verbindet,
- sucht Gemeinschaft in Beziehungen, kooperiert usw.

Die ***dynamische Energie „Yang"*** (männlich-energetischer Aspekt)

- ist nach-Außen-gerichtet,
- bedeutet Dynamik, Aktivität, Bewegung,
- Wettbewerb,
- Leistung,
- analytisches Denken und Handeln,
- fokussiert sich auf ein Ziel,
- versucht, Probleme zu lösen,
- trifft Entscheidungen mit dem Intellekt,
- will Kontrolle ausüben,
- bedeutet auch Aggressivität (als positiver kraftvoller Aspekt einer Handlungsbereitschaft gemeint)
- baut Hierarchien auf,
- zieht Grenzen,
- liebt Perfektion usw.

Alle diese Eigenschaften und Facetten wirken sowohl in Männern als auch in Frauen. Jeder hat sie in unterschiedlicher Veranlagung und Ausprägung in sich und kann sie in seinem Leben zur harmonischen Entfaltung bringen.

Indem du dein Verhalten, deine Emotionen sowie dich selbst in Interaktionen mit *anderen bewusster beobachtest*, erlebst und erforschst du, dass in jedem Augenblick Yin und Yang in dir aktiv sind. Sobald du das erkannt hast, steht dir im Grunde genommen in jedem Moment die Möglichkeit offen, die Kräfte in dir mehr in Harmonie zu bringen.

Die wahre innere Weisheit jedes Menschen oder sein innerer „Beobachter" ist allzeit präsent, ohne zu urteilen oder zu richten. Seine Weisheit teilt uns im Grunde mit, *wie* wir uns *wann* für *welchen* Energieaspekt entscheiden können. ***Lernen wir, seinem Rat zu lauschen! Lernen wir, der weisen Stimme der Seele zu folgen!***

Die Yang-Energien haben Jahrhundertelang im Wesentlichen die Werte unserer Kultur, unserer Gesellschaft und daher auch die Wertschätzung jedes Individuums mitbestimmt; sie haben sowohl Gutes wie Negatives im menschlichen Fortschritt hervorgebracht. Das ist ja im Grunde auch nicht zu verurteilen, jedoch ist die Verbindung zu uns selbst, das Annehmen dessen, wie und wer wir wirklich sind, dadurch vernachlässigt worden.

Das menschliche Streben nach Liebe wird gemäß dem derzeit vorherrschenden Weltbild überwiegend im Außen, im Materiellen, in Konsum und „Gut sein in ...", also in Leistungen vollzogen. Menschen erlauben sich in Wahrheit nicht, sich auf die Suche nach ihrem wahren Selbst zu begeben und ohne Wertung, ohne Leistungsgedanken einfach zu SEIN.

Noch einmal möchte ich die Aspekte der weiblichen Energie „Yin" zusammenfassen, auf die wir uns alle im Alltag häufiger einlassen und besinnen sollten:

- annehmen und akzeptieren, geschehen lassen dessen, was ist,
- inneren Widerstand auflösen (gegen das, was man gerade nicht will, nicht erreicht ...),
- Verzeihen (auch sich selbst),
- Hingabe,
- Vertrauen,
- Güte, bedingungslose Liebe.

In vielen alltäglichen Momenten können wir üben und uns selbst mehr erlauben, diese Aspekte unserer persönlichen

„Eigenarten" , unsere Einzigartigkeit liebevoll zu pflegen und uns auf die vielen kleinen Wunder zu freuen, die dann unser Leben verändern werden.

Die Stärkung und das bewusste Leben der Yin-Energie ist ein Schritt, Yin und Yang in Harmonie zu bringen. Das heißt in einer Gesellschaft, die vor allem männlich betont funktioniert, aber nicht, dass augenblicklich alle Yang-energetischen Prinzipien abgewertet oder verleugnet werden sollen. Nein, auch hier ist es heilsam, in die *Mitte* zu finden und ins ausgewogene Gleichgewicht beider Kräfte zu kommen.

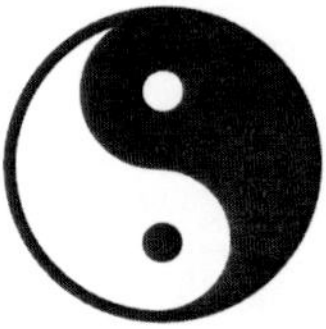

Durch das Integrieren und Zusammenfügen von zwei Polaritäten entsteht das Vollkommene, gelangen wir zur Ganzheit.

Durch liebendes Annehmen der sogenannten „Schattenseiten", durch Anschauen der Rückseite der Medaille können wir heiler werden. Auch eine Münze, ein Geldschein hat nur seinen vollen Wert, wenn beide Seiten geprägt bzw. bedruckt sind!

Erlauben wir uns jetzt endlich (wieder), die vernachlässigten weiblichen Aspekte (s. o.) in unsere Gefühle, Gedanken und in unser Handeln hineinzunehmen, unsere Gefühle – auch negative – wahrzunehmen und zuzulassen.
Und hier ist es mir auch wichtig, noch einmal die am Anfang des Buches hervorgehobenen ur-mütterlichen Eigenschaften zu betonen: ***Güte, Milde, bedingungslose Liebe.***

Willst du versuchen, diese Qualitäten in dir zu empfinden und auszubauen? Für eine Menschheit, die immer mehr lernt, den ***Wir-Gedanken*** zu leben? Denke an die vielen Wassertropfen, die ein ganzes Meer ausmachen. Du und ich und jeder einzelne Mensch – wir alle haben das Potenzial, die Welt zu verändern!

Halte inne und horche in dich hinein:

Wie steht es mit der Harmonie der Energie-Aspekte in dir?

Kannst du Güte, Milde und bedingungslose Liebe fühlen, annehmen und leben?

Kannst du akzeptieren, was gerade ist?

Kannst du unangenehme Emotionen (auch deine eigenen) annehmen?

Kannst du verzeihen?

Kannst du vertrauen?

Kannst du deine Kreativität zulassen und leben?

Oder regt sich unmittelbar dein Widerstand, während du diese Fragen liest?

Lehnst du die Yang-Anteile deiner eigenen Seele ab, weil du etwas an deinem Vater, deinem Freund, deinem Mann, deinem Chef nicht magst?

Lehnst du die Yin-Anteile deiner Seele ab, weil du nicht wie deine Mutter sein willst?

Erlaubst du dir diese Ehrlichkeit?

Erlaubst du dir,
zu fühlen, geschehen zu lassen, in Beziehung zu sein, etwas anzunehmen (Yin)?

Erlaubst du dir,
dynamische, zielstrebige, kraftvolle, nach Autonomie strebende Aspekte (Yang) in dir wertzuschätzen und zu leben?

Erlaubst du dir,
*alle Facetten dieser „**Eigen**schaften“, „**Eigen**arten“ in dir wahrzunehmen, sie als **zu dir** gehörend zu akzeptieren?*

Du lebst Verhaltensweisen, mit denen du dich im Grunde sicher fühlst. Du glaubst, wenn du gewissen konventionellen Spielregeln folgst, kannst du einigermaßen vorhersagen, was danach geschehen wird.

Fühlst du dich immer gut dabei?

Folgst du dabei immer deinem Herzen?

Hast du Angst, dein Herz zu öffnen und „verletzbar“ zu sein?

Was in dir kann verletzt werden? Doch nur das Ich, das Ego. Aber wir sind nicht nur unser Ego.

Erlaube dir, das Ego als einen zu deinem Menschsein gehörenden Teil zu sehen, ohne in jedem Augenblick seinem „Willen“ blind zu folgen.

Erlaube dir, dein Denken, Reden und Handeln mit Hilfe deines inneren weisen Beobachters immer neu zu hinterfragen.

Es kann zu einer ständigen Übung werden, den Geist zu beobachten, während über uns die Wogen des Alltags zusammenbrechen. Oft geschieht es zwar, dass im Körper autonome Reaktionskaskaden (durch Stress, Angst, Wut usw.) ausgelöst werden, doch unser Beobachter meldet sich und hilft uns dann, aus Stress-Situationen auszusteigen, auch wenn das Adrenalin noch eine Weile den Herzschlag hochjagt.

Wichtig ist, den neuen Weg und die vielen kleinen Schritte aus der alten Spur heraus zu beginnen. Wie schon erwähnt: hinfallen, aufstehen, weitergehen, hinfallen, aufstehen ...

Den Geist zu beobachten und immer öfter alte Muster verlassen zu können, öffnet den Weg zum wahren Selbst.

Der erste Schritt in deine innere Freiheit und dich mit deiner tiefsten Quelle zu verbinden, ist gleichzeitig auch der wichtigste – und er kostet Mut. Bevor du etwas ändern kannst, neu annimmst, darfst du etwas anderes loslassen.

Erlaube dir, dich bewusst innerlich von den überlieferten Rollenvorstellungen der Gesellschaft zu lösen, die manche Frau, manchen Mann dazu verleiten, gegen die Natur des eigenen Herzens zu leben (damit ist nicht die sexuelle Prägung gemeint).

Ja, es kann zunächst Unsicherheit in dir auslösen, neue Wege zu gehen. Vertraue darauf, dass das Leben es gut mit dir meint. Probiere es aus!

Erlaube es dir!
Versuche es mit einem winzigen ersten Schritt:
Vielleicht übst du beispielsweise, einen Tag lang alle Menschen, die dir begegnen, bekannt oder unbekannt, anzulächeln. Schicke ihnen ganz kurz (oder so lange du kannst) durch deine Augen und dein Lächeln einen Gruß aus deinem Herzen. Du wirst erstaunt sein zu erleben, was dann geschieht, was zu dir zurückkommt!

Alle neuen Dinge erfordern Übung – so wie alles im Leben: lernen zu laufen, zu sprechen, zu schreiben usw. Irgendwann können wir auch Fahrrad fahren, Autos lenken, Pullover stricken, auf Seilen balancieren und viele extrem schwierige Dinge meistern. Alles war einmal neu, alles begann mit dem ersten Schritt.

Denke darüber nach, welche Gelegenheiten zum Üben *dein* Leben dir schenkt und welche davon du für *deine ersten Schritte aufgreifen* kannst.

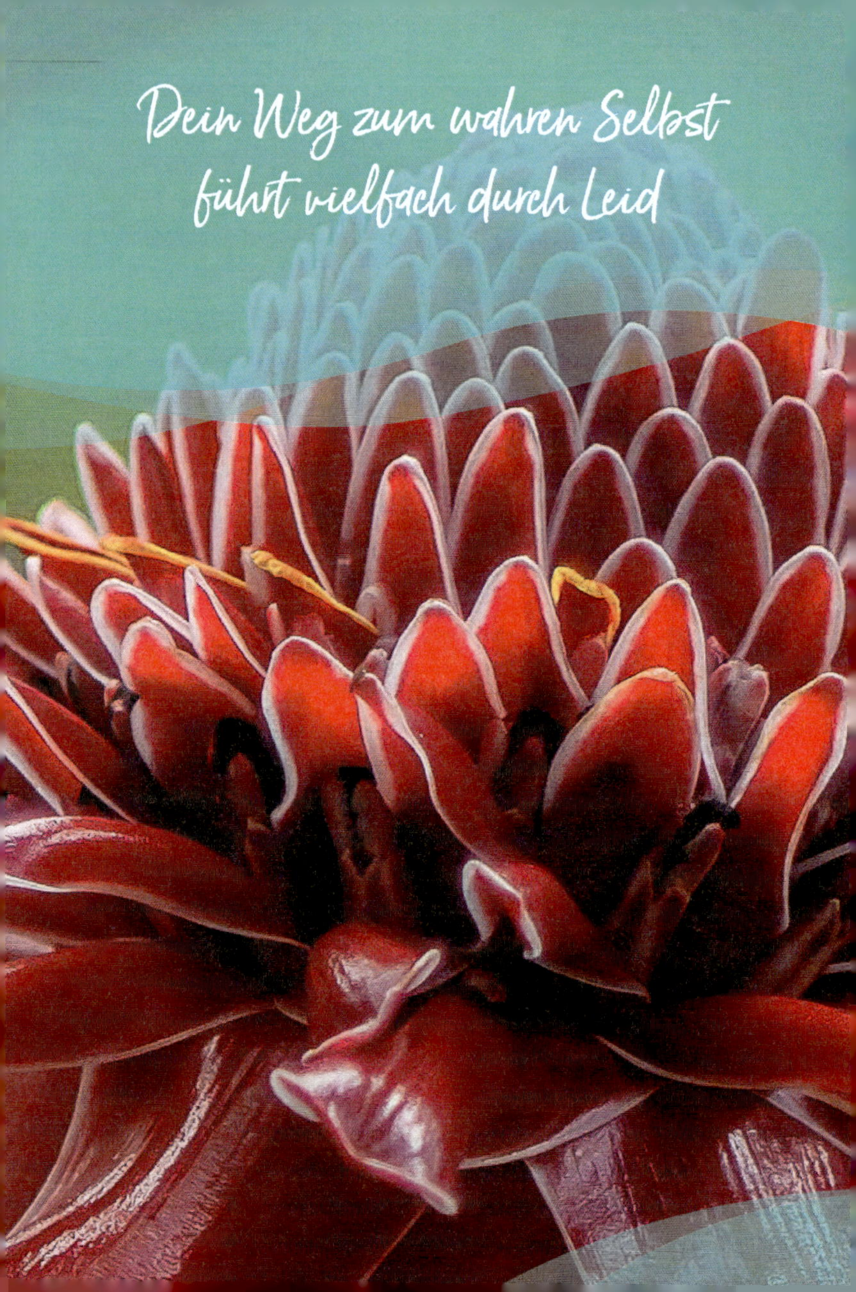
Dein Weg zum wahren Selbst
führt vielfach durch Leid

Erlaubst du dir,
Leid zu begrüßen und als „Herzöffner" zu erkennen?

Dein Herzstolpern, deine Grippe, Kopfschmerzen, Zahnschmerzen, Rückenschmerzen, Knieschmerzen, Fersensporn, deinen Sturz von der Leiter, dein gebrochenes Handgelenk, deine Übelkeit, deine Erschöpfung, verstopfte Nase, deine Kraftlosigkeit, deinen „Durchhänger" usw. zu begrüßen als einen Hinweis, jetzt etwas langsamer und bewusster zu leben?

Die Störung deines Alltags sogar als einen Wink des Schicksals zu verstehen, über dich nachzudenken und etwas zu verändern?

Leiden als Wink des Schicksals? Bist du empört über solche Gedanken, weil du vielleicht selbst gerade unerträglich schlimmes Leid erfährst, schon erlebt hast und ganz bestimmt nicht gut finden kannst? Ich möchte dies überhaupt nicht bagatellisieren. Wir sind Menschen, jeder mit seinem individuellen Leid und Schicksal. Aber du würdest dieses Buch wahrscheinlich nicht lesen, wenn du nicht schon begonnen hättest, über dich selbst tiefer nachzudenken oder dich zu verändern.

Vielleicht hat das Schicksal dich hart- oder weichgeklopft? Vielleicht hast du schon die Erfahrung gemacht, dass gerade das aktive, bewusste Annehmen und Durchleben von Leid dich verändert hat? Dass du seitdem sogar über deinen bisherigen Horizont hinausgewachsen bist? Dass du mit mehr Bewusstsein deinen Wahrnehmungsraum erweitert und verändert hast?

Vielleicht hörst du auch in einem verborgenen Winkel deines Herzens eine Stimme, die dir sagt, dass du dir selbst jetzt näher bist?

Vielleicht weißt du bereits, dass eine Entwicklung in dir eingesetzt hat, die eine neue Sicht auf dich selbst und die Wirklichkeit eröffnet?

Vielleicht haben wir alle allumfassendes Wissen in uns – und es scheint nur so zu sein, dass es für jeden von uns unterschiedliche „Brechstangen“, „Spaten“ oder „Bagger“ geben muss, um den Weg zu diesem Wissen freizulegen?

In vielen sehr persönlichen Gesprächen mit meinen Krebspatientinnen erfuhr ich tatsächlich, wie die Erfahrung, eine Krebserkrankung zu durchleben, im Blick zurück letztlich als eine Art segensreicher Wink des Schicksals wahrgenommen wurde. Ja, einige konnten dies sogar schon wenige Monate nach der Erstdiagnose erkennen und artikulieren.

Manche Lebenswege klären und wandeln sich oft erst nach einer Grenzerfahrung. Es geschehen tiefgreifende und authentische Veränderungen, die als Heilungsprozesse erlebt werden. Zweifellos kann dies für dich bedeuten, dich für einen neuen Job, Beruf, Partner oder sonstige neue Lebensziele zu öffnen und letztendlich deinen Frieden zu machen mit dir selbst, mit deinem Umfeld und mit der Welt.

Dein eigener innerer Frieden ist die stabilste, wirksamste Grundlage für den Weltfrieden.

Findest du das nicht glaubhaft? Nehmen wir uns da zu wichtig? Denke daran, dass viele kleine Wassertropfen ein ganzes Meer ausmachen. So wird die Summe vieler einzelner friedvoller Menschen auch mehr Frieden in der Welt bewirken!

Manchmal liegt eine Erfahrung von unendlicher Gnade und Liebe darin, aktiv und ganz bewusst einen Menschen auf seinem Weg durch die letzten Monate seines Lebens zu begleiten und mit ihm zusammen den Weg zum eigenen Herzen zu finden.

Aber: *Müssen* wir deshalb auf Krankheiten, Unfälle und Schicksalsschläge warten, um unseren wahren Lebensweg zu finden und den Mut aufzubringen, ihn zu gehen? Uns zu erlauben, nach dem Herzen zu leben?

Beginne deshalb einfach schon im Alltag!

Erlaubst du dir,
dich in problematischen Beziehungen, Situationen, Herausforderungen, Konflikten usw. zu fragen:

„Was macht diese Situation mit mir, was löst sie in meinem Innersten aus?"

„Was lerne ich daraus?"

„Wer in mir stellt solche Fragen?"

Hast du diese innere Stimme, die in gewissen Situationen zu dir spricht, schon bemerkt, beachtet?

Was sagt dein innerer Beobachter gerade zu dieser oder jener Erfahrung?

Welche Sichtweisen lehrt er dich?

Bist du dem Rat der Stimme gefolgt und hast sogar deine Handlungen geändert?

Neulich erzählte mir eine meiner Patientinnen, ca. 60 Jahre alt, sie habe viele Jahre lang im Stress gelebt. Menschen und Umstände hätten sie andauernd aufgeregt. Sie habe immer gedacht, die anderen wären schuld an ihrem Leid, aber eines Morgens sei sie aufgewacht und habe gewusst, dass die Bewertung aller Ereignisse allein ihrer subjektiven Wahrnehmung entsprungen war. Seit sie das erkannt habe, versuche sie immer wieder, diese Stimme zu beachten, wenn sie merkt, dass alte Muster sich wieder einschleichen.

Erlaube dir,
die ur-weibliche Kraft zu erfahren

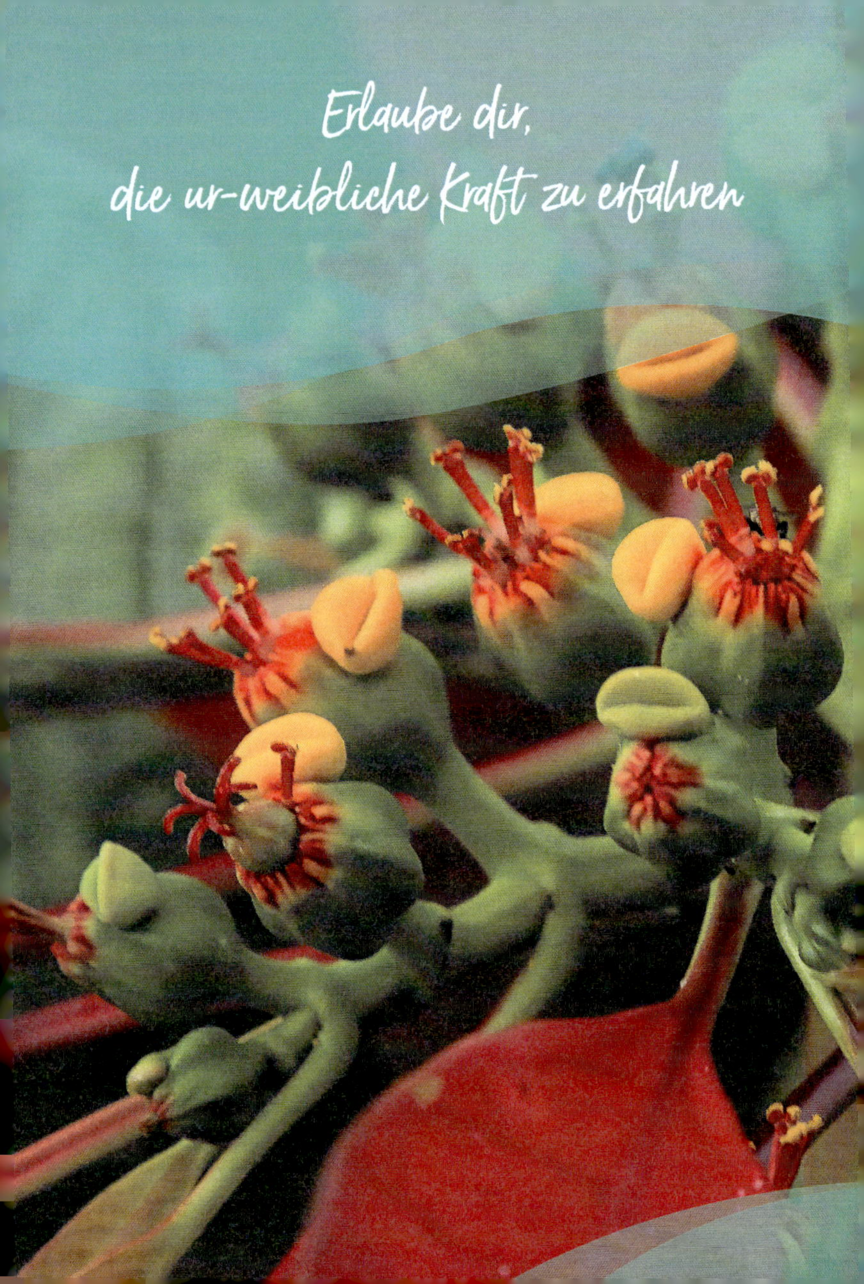

Erlaubst du dir
Hingabe und Vertrauen?

Was ist Hingabe? Etwa aufgeben, sich unterordnen? Nein, gewiss nicht!

Hingabe hat etwas zu tun mit Geben, etwas von sich zu geben, sich selbst zu geben, sich völlig in eine Überzeugung, in ein Gefühl, in eine Bewusstseinshaltung hineinzugeben – bewusst und selbstbestimmt. Dabei müssen wir uns öffnen und von dem Ich-Gefühl, vom Ego etwas loslassen. Sich zu öffnen, offen zu sein, bedeutet auch verletzbar zu sein, der *Verletzlichkeit* des Egos und des inneren kindlichen Aspektes zu begegnen.

Ebenso blockiert gewiss auch die Angst, etwas zu verlieren, die Fähigkeit zur Hingabe. Deshalb braucht es Mut und Vertrauen, sich auf die *Angst* vor *Verlust* einzulassen. Vertrauen in sich selbst, in die eigenen Fähigkeiten, verbunden mit Zuversicht, hilft, diese Angst zu überwinden. Angst zu überwinden, muss hier nicht bedeuten, die Angst niederzukämpfen oder auszulöschen. Angst hat für jedes Lebewesen eine natürliche Funktion, sie ist eine Art Gefahren-Warnsystem zum Überleben. Angst darf also vorhanden sein, aber wir werden ihr nicht die Macht geben, uns zu beherrschen. Das verstehe ich unter „Angst überwinden“.

Ebenso wie die Angst gehören alle Emotionen zu uns, sind Mosaiksteine unseres menschlichen Seins. Die Kunst der persönlichen Entwicklung könnte uns dahin führen, dass wir lernen, jeder Emotion den Platz zu geben, der ihr zusteht.

Erlaubst du dir,
deinem Bauchgefühl zu vertrauen, auch wenn der Verstand dir etwas anderes rät?

Unser allertiefster Wunsch und universellstes Recht als Menschen ist es, zu erfahren, zu fühlen und zu erleben, dass wir im Grunde *unendlich groß*, absolut offen und *leer* sind. Leer zu sein, das bedeutet einfach ausgedrückt, neutral zu sein, ohne Muster, ohne Prägung, ohne Programmierung – in jedem Moment „neu“ präsent zu sein, nicht zu werten, nicht zu urteilen.

Können Menschen das überhaupt: ohne Filter, ohne Wertung sein?

Unsere bewussten und unbewussten Emotionen, Glaubenssätze und Erinnerungen gemachter Erfahrungen boykottieren diesen Zustand des Leer-Seins – selbst wenn der weise Aspekt unserer Seele es „besser weiß“ und eigentlich anders handeln möchte. Die emotionale Ebene, auf der auch vorgeburtliche Erfahrungen und Erlebnisse unserer Kindheit eine Rolle spielen, lässt uns – meist körperlich spürbar – im Schnellschuss aus dem Ego heraus reagieren. Und solche Muster bekräftigen und verstärken wir meist noch, indem wir den Verstand dazuschalten.

Ich bin mir darüber im Klaren, dass dies eine sehr starke Vereinfachung der tatsächlichen Vorgänge ist, die im wirklichen Ablauf vielleicht gar nicht von Menschen erkannt und analysiert werden können. Doch Vereinfachungen helfen uns, komplexe Zusammenhänge annäherungsweise zu beschreiben.

Erlaubst du dir,
zu weinen?

Ein Jahr nach der Brustoperation und Chemotherapie stand eine Krebspatientin im Rahmen der Nachsorge vor mir und sagte mit energischer Stimme: „Ich brauche keinen Psycho-Onkologen – ich habe das ja alles gut weggesteckt!“

Als ich sie sinngemäß fragte, was „weggesteckt" bedeute und wohin die versteckten Gefühle denn verschwinden würden, antwortete sie, sie habe das alles unter Kontrolle und weinen wolle sie nicht, denn das sei eine Schwäche. Dabei stiegen ihr trotz vermeintlicher Kontrolle schon die Tränen in die Augen. Ihr Körper hatte die vom Verstand ignorierten Gefühle dennoch an die Oberfläche gespült.

Kennst du ähnliche Reaktionen auch bei dir? Kennst du versteckte Emotionen, die über deinen Körper ans Tageslicht gebracht werden?

Erlaubst du dir,
deine Erschöpfung, Angst, Wut, Depression, Unruhe, dein Unwohlsein wahrzunehmen,

ohne diese Gefühle von Dir abzuspalten?

ohne sie mit Härte zu verurteilen?

ohne sie mit Genussgiften zu verdrängen?

Ertappst du dich ab und an dabei, dass du deine sogenannten negativen Gefühle ausblendest oder sie nicht wahrhaben willst?

Dass du dieses „Sich-schlecht-Fühlen“ selbst nicht aushältst, nicht aushalten willst?

Wenn es jetzt in dir laut „ja“ ruft, erlaube dir – ohne es zu werten –, alle deine Seiten anzuschauen, zu fühlen, kennenzulernen und mit Geduld und Milde als zu dir gehörend zu akzeptieren. Vielleicht sogar liebend anzunehmen wie ein Kind, anzunehmen als *deine eigene Art*.

Dafür musst du dich selbst nicht „von schwarz nach weiß“ ändern, sondern es geht nur darum, dein Bewusstsein zu öffnen für das, was in dir geschieht. Dann kommt etwas in dir in Fluss, dein Herz öffnet sich und die Veränderungen passieren fast wie von selbst – weil du immer mehr zu dir selbst stehst.

Erlaubst du dir,
deinen inneren Widerstand aufzugeben gegen die Dinge, die außerhalb deiner Kontrolle liegen?

Ein Beispiel:
Ein Abteilungsleiter bemühte sich seit langem um ein gutes Arbeitsklima und um Frieden und Harmonie in seinem Team. Er wollte seine Arbeit perfekt verrichten und wünschte sowohl für Untergebene und Vorgesetzte das

Beste. Wie in vielen Teams trafen Sympathien und Aversionen zahlreicher Personen-Egos aufeinander und führten ihr auf den eigenen Vorteil ausgerichtetes Eigenleben. Die negative Stimmung verschlechterte sich, vor allem gegen die Geschäftsführung (Direktor).

Der Abteilungsleiter geriet zunehmend zwischen die Fronten, sein Bemühen um Ausgleich überstieg seine Kräfte und führte zu einer Überlastung. Schon nach wenigen Wochen litt er an Herzrhythmusstörungen, erlitt einen Schwächeanfall im Büro, den er zu vertuschen versuchte. Sein Herz, das autonom nur einem ganz eigenen Organ-Rhythmus gehorchte, hatte ihm eindrucksvoll gezeigt, dass er keine Kontrolle über alles haben kann (oder haben muss?) – selbst wenn er aus der besten Motivation heraus seine Aufgabe optimal erfüllen wollte.

Mann, erlaubst du dir,
in Beziehung zu Menschen Emotionen wie Mitgefühl, Wärme und Zärtlichkeit offen zu leben – so unvoreingenommen, wie du sie deinem Baby, deinem Kind oder vielleicht deinem geliebten Tier entgegenbringst?

Neurophysiologen haben herausgefunden, dass während einer Schwangerschaft beide Eltern, Frau und Mann „neue“ Fähigkeiten entfalten, sich miteinander und mit dem Kind nahe zu verbinden, feinfühlig aufeinander zu reagieren, in tiefen Herzenskontakt miteinander zu gelangen. Ur-weibliche Aspekte, sich auf andere Menschen einzustimmen, eigene Bedürfnisse für eine Weile zurückzustellen oder einfach emotional berührbarer zu sein. Ein Baby, als Symbol für Hilfsbedürftigkeit und Abhängigkeit von anderen (auf jegliche Weise), verlangt in den ersten Lebensjahren von den Eltern körperliche und seelische Reaktionsfähigkeit sowie Aufmerksamkeit, um seine Bedürfnisse zu stillen. ***Dazu gehört auch ein Vater mit allen seinen Qualitäten. Seine Haltung zum Kind beeinflusst die Beziehungssituation zwischen Eltern und Kind entscheidend mit.***

Die Hilfe der Natur erleichtert uns Menschen diese Herausforderung: Das „Bindungshormon“ Oxytocin und andere Hormone wie Östrogene und Kortisol produzieren beide Geschlechter während einer Schwangerschaft deutlich vermehrt, (wobei die absoluten Hormonspiegel naturgemäß bei der Frau höher ansteigen als beim Mann).

Oxytocin steigt sogar immer an, wenn die emotionalen Zentren im Gehirn durch das Herz tief berührt werden. Unser Gehirn reagiert auf solche Botenstoffe und „baut um“: Das Bindungsverhalten wird stimuliert. Auf welche Weise genau diese Synchronisierung des weiblichen und männlichen Hormonhaushaltes geschieht, ist im Detail noch nicht wirklich klar. Es passiert eben natürlicherweise und für die Betroffenen oft ganz überraschend.

Bei Vätern, die die Schwangerschaft ihrer Partnerin ablehnen, können Emotionen sicherlich auch leicht abgespalten und verleugnet werden. Das Leben läuft gerade in gewohnten Bahnen, und dann schleicht sich „etwas“ ein, das nicht mehr steuerbar oder wirklich planbar ist. Ein Kind zu erwarten, zu empfangen, ist also nicht nur eine große Aufgabe für die Frau, sondern auch eine emotionale Herausforderung für das ganze Familiensystem.

Mann, erlaube dir,
deine weichen und emotionalen Seiten, lasse solche alten Konzepte und Vorstellungen los, nach denen Männer nicht empfindsam sein dürfen, um ihre Männlichkeit nicht zu verlieren.

Schon viele junge Männer zeigen uns als die neuen Väter von heute, wie sie zu ihrer Empfindsamkeit stehen und dies auf eigene Weise leben.

„Hier siehst du, was wirklich wichtig ist im Leben." Diesen Kommentar hörte ich kürzlich von einem frisch gebackenen jungen Vater, adressiert an seinen karrierebewussten Bruder, als beide an der Wiege des Neugeborenen standen.

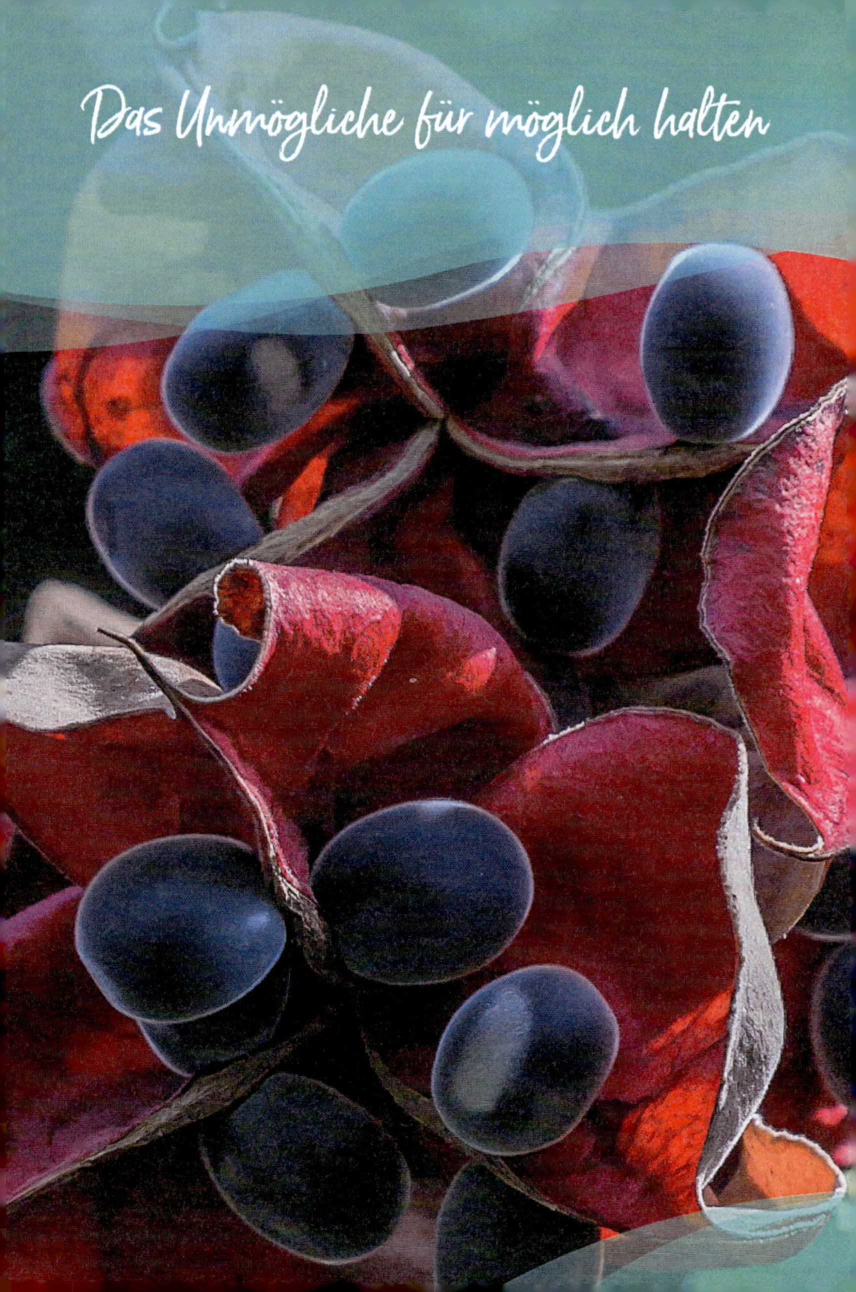
Das Unmögliche für möglich halten

Erlaubst du dir,
positive Gedanken und Optimismus, sodass du Fülle und Reichtum in allen Lebensbereichen erfährst?

Kehren wir wieder zurück zum Thema „Wirklichkeit und Bewusstsein". In den Lehren fernöstlicher Philosophie ist folgende Aussage zu finden: „The world as one perceives it arises in accordance to how the mind sees it." Stark vereinfacht und frei übersetzt bedeutet dies: Jeder schaut durch seine eigene Brille in die Welt und *nimmt seine persönliche Wirklichkeit wahr*; jeder interpretiert das Gesehene nach seinen Bewertungskonzepten.

Unser Bewusstsein hat eine individuelle Programmierung, die wie ein Filter vor dem Objektiv einer Kamera die Sicht eines jeden auf die sogenannte Wirklichkeit verändert. Wodurch im Laufe des menschlichen Lebens diese Programmierung im Einzelnen zustande kommt, kann sicher keiner genau analysieren.

Unser menschliches Bewusstsein enthält ohne Zweifel „positive" und „negative" Informationen der Vergangenheit – sowohl durch Vererbung, aus unseren inneren und äußeren „Umweltbedingungen" (Emotionen, Gedanken, Glaubenssätze) als auch durch das eigene Verhalten. Das heißt jedoch nicht, dass wir Opfer dieser Programmierung bleiben müssen!

Aus Philosophie und Naturwissenschaft ist bekannt, dass wir Menschen aktiv an der Veränderung unseres Bewusstseins arbeiten können. *Jede Information, die auf unser „System Mensch" einwirkt, beeinflusst Funktion und letztlich auch Gestalt.* Information – „verkörpert" als elektromagnetische, elektrische, chemische, akustische, optische (usw.) Schwingung – induziert die Ablesung und Aktivität unserer Erbinformation (Gene). Information beinflusst – chemisch, elektrisch, neurophysiologisch – *alles, was wir fühlen und denken und wie sich unser Gesundheitszustand emotional und körperlich in jedem Moment manifestiert.* ***Alles steht in Wechselwirkung mit allem.***

Genial, welche Möglichkeiten sich hier für uns auftun – positive wie negative: Uns ist ein großes Potenzial gegeben, durch unser Bewusstsein und damit unsere gesamte Lebensweise Einfluss auszuüben, schöpferisch tätig zu sein an uns selbst. Manchmal auch zu unserem Schaden. Und wenn alles mit allem verbunden ist, wirkt sich das ausnahmslos auch auf die Welt aus, in jedem Augenblick neu – eine Herausforderung und Chance zugleich, nicht wahr?

Was die Kraft der Gedanken so alles bewegen kann, beweisen beispielsweise Sportler oder Unternehmer, die sich „mental coachen“ lassen und Neuprogrammierungen in die Praxis umsetzen. Sie wandeln negative Glaubenssätze in positive um.

Wenn du das auch tun möchtest, beginne mit einer Liste deiner Wünsche: Schreibe auf, was du verändern willst.

Essenziell wichtig dabei ist jedoch, dass du die Liste nicht nur mit dem Verstand auswendig lernst und täglich vor dich hin murmelst. Nein, es gehört mehr dazu: Deine Gedankenkraft will mit allen Sinnen arbeiten, mit der Energie deiner Gefühle und deinem bildlichen Vorstellungsvermögen, mit deiner Vision, dich mit Körper, Seele und Geist real so zu fühlen, als ob sich der Wunsch schon verwirklicht hätte.

Für die Formulierung deiner Wünsche ist es außerdem wichtig, dass du keine negativen Worte benutzt wie „nicht“ oder „nein“, weil dein Unterbewusstsein die Negation, Verneinung nicht unterscheiden kann und das Gegenteil von dem geschehen würde, was du erreichen willst.

Folgendes Bild kann dir an dieser Stelle einen weiteren Denkanstoß geben: So wie z. B. ein Bumerang oder das Echo des Schalls wieder zu dir zurückkehren, müssen alle einmal in Gang gesetzten Aktionen – seien es Gedanken, Emotionen, Worte und Taten – logischerweise eine Rückwirkung auf dich haben. Umgekehrt beeinflussen alle erdenklichen Umstände natürlich ebenfalls dein Bewusstsein!

Und so wird auch positives Denken, das Unmögliche für möglich zu halten, den Raum öffnen, in dem sich das Unmögliche manifestieren kann.

In der Medizin gibt es jede Menge Erfahrungen mit dem Verlauf von Krankheiten und Ansichten dazu, welche Diagnosen sich hinter Röntgen-, MRT- oder Ultraschallbildern verstecken können. Einmal erhielt eine meiner Patientinnen einen MRT-Befund, in dem ein bösartiger Tumor an der Niere vermutet wurde. Die Patientin, selbst Ärztin, geriet völlig in Panik und sah den Tod nahen, weil ihre persönlich-familiären Erfahrungen einfach subjektiv keine andere Perspektive für sie zulassen konnten. Mit meiner Haltung, immer „das Unmögliche für möglich zu halten", versuchte ich, in der Zeit der Ungewissheit ihr Bewusstsein aus dem negativen Denken ins Vertrauen zu lenken, den „Unmöglichkeits"-Aspekt zu stärken, bis der histologische Befund nach der Operation Klarheit bringen würde.

Als die Histologie dann entgegen der medizinisch-statistischen Erwartung tatsächlich einen harmlosen, gutartigen Befund attestierte, sagte die Patientin: „Jetzt muss ich doch umdenken lernen!“ Ein Jahr später stellte das Schicksal ihr Umdenken noch einmal auf die Probe: Bei ihrem Bruder wurde nach einer Röntgenuntersuchung ein angeblich maligner Befund in der Lunge vermutet. Sie rief mich an und fragte voller (natürlich menschlich verständlicher) Angst, ob ich ihr helfen könne, in der Wartezeit Vertrauen aufzubauen. Das Unmögliche wurde tatsächlich möglich: Der Befund beim Bruder war gutartig!

Natürlich möchte ich hier nicht den Eindruck erwecken, wir könnten uns die Welt einfach so positiv passend „zurechtdenken“. Mit dieser Geschichte möchte ich lediglich eine Anregung geben, dass wir üben können, uns immer *aller* Aspekte und auch der ***Wunder*** bewusst zu sein, ***die potenziell in jedem Augenblick schlummern***.

Wenn wir in unserem Menschenleben viel Leid erfahren, so gibt es darin ebenso Heilung und Wunderbares. Wir müssen nur hinschauen und das Unmögliche für möglich halten, um es wahrzunehmen.

Sobald wir den RAUM im Bewusstsein vollkommen offen halten für den Gedanken „das Unmögliche kann möglich werden“, ist der Weg frei für die *Resonanz* des Universums auf unsere innere Haltung.

Im positiven wie im negativen Sinne kennen wir „Gedankenprogrammierung“ aus der Wirkung von Medikamenten: Je intensiver Menschen sich mit den Beschreibungen der Wirkungen/Nebenwirkungen beschäftigen und *identifizieren, das heißt ihre Hoffnung oder Angst an die Erwartung koppeln*, desto mehr heilen sie oder ereilt sie die beschriebene Symptomatik. (Lat.: Placebo = ich werde gefallen/Nocebo = ich werde schaden)

Meiner Überzeugung nach liegt beispielsweise auch eine immense Verantwortung in der Art und Weise von Berichterstattungen durch die Medien. Oder, für mich besonders naheliegend, auch in der Art und Weise, wie Therapeuten (verbal und nonverbal) Patienten mit Diagnosen, Prognosen und Therapien konfrontieren.

Erlaubst du dir,
zu reflektieren, wie du selbst Achtsamkeit in deinen Gedanken und Emotionen praktizieren kannst?

Oder wie, wo und wann du dir erlaubst, dich aus negativ programmierenden Situationen herauszunehmen (optische, akustische, elektrische usw. Informationen)?

Sorgst du für deine gesunde Ernährung? Wenn nicht, dann denke nach: „Fütterst" du dein Auto auch mit schlechtem Benzin oder schadest ihm mit einem Benzin-Wasser-Gemisch?

Gehst du mit all deinen Gefühlen in die täglichen Schreckensnachrichten der Medienberichte hinein?

Entwickelst du Ängste und Wut, fährst dein Stoffwechsel-Kampf-Programm hoch, ohne damit wirklich am Ort der Geschehnisse etwas ändern zu können?

Kannst du dir vorstellen, stattdessen dein Herz weit zu öffnen und für **alle** *Mitgefühl zu entwickeln sowie friedvolles Vertrauen* **überallhin** *zu senden?*

Alles ist mit allem in Verbindung! Auch deine Gefühle und Gedanken können heilend für die Welt wirken!

Schließe für einen Moment deine Augen, nimm dir Zeit für ein paar tiefe Atemzüge. Stell dir vor, dass du bei jedem Einatmen Frieden in dich hineinholst und bei jedem Ausatmen

Frieden in die Welt oder an den Ort der Schreckensnachricht schickst.

Diese Meditation für andere, diese Widmung hilft dir selbst, Nachrichten unbeschadet zu erfahren, und gibt außerdem einen heilenden Impuls ab ans Universum oder dorthin, wo Heilung gebraucht wird.

Erlaubst du dir,
auf den richtigen Augenblick zu warten für alles, was du dir wünschst oder was du willst?

In unserer schnelllebigen, verstandesbetonten Zeit, die uns oft glauben lässt, wir könnten alles mit unserem Willen regeln, helfen uns auch Tiere unmissverständlich und unverhüllt, tiefer mit uns selbst in Kontakt zu kommen. Früher hätte ich dazu nur vollkommen verständnislos den Kopf geschüttelt, aber in den letzten Jahren bin ich durch den intensiven Kontakt zu Tieren eines Besseren belehrt worden. Kürzlich haben mich sogar Delfine zu der tiefgründigen Erfahrung geführt, wie es sich anfühlt, Geduld und Vertrauen zu erlernen.

Schon lange, eigentlich mein ganzes Leben lang, hatte ich davon geträumt, einmal zusammen mit Delfinen zu schwimmen. Wie zufällig erfuhr ich eines Tages davon, dass ein Bekannter Reisen organisierte, um mit freilebenden Delfinen im offenen Meer zu schwimmen. Im Frühjahr 2015 war es dann endlich soweit und ich ließ meinen Traum Wirklichkeit werden. In diesem so ersehnten Urlaub durchlebte ich als meine persönliche „Übung" das Warten auf den richtigen Augenblick in unvergesslicher Weise. Fast täglich stieg ich mit unserer Gruppe von acht Delfin-Schwimmern frühmorgens ins Wasser in der Bucht, wo sich die Delfine gewöhnlich nach der nächtlichen Jagd ausruhen und ihre Jungen erziehen. Gleich am ersten Tag nahmen sie uns in ihre Reihen auf und wir schwammen mitten in einer Schule von mehr als 50 Delfinen – ein unbeschreibliches Gefühl von Lebendigkeit, spielerischer Leichtigkeit, grenzenloser Freiheit, tiefer Freude, Eins-Sein und Glück!

Dass sie diese Nähe nicht jederzeit zulassen, sondern dass dies vielmehr als ein Geschenk der Tiere an uns zu verstehen ist, erfuhren wir durch Paul, unseren achtsamen Schwimm-Guide und durch die Tiere selbst. Bald schon kam ein Tag, an dem keine Delfine zu sehen waren. Im Nachhinein glaube ich, dass wir wohl die Zeit nutzen sollten, um die Begegnungen der ersten Tage zu verarbeiten. Wir freuten uns daher umso mehr, dass die Delfine an den Folgetagen unserer gemeinsamen Woche wieder regelmäßig kamen und immer näheren Kontakt aufnahmen, ja sogar mit uns spielten.

Schon im Vorfeld der Reise hatte ich die Erwartung aufgebaut, auf „meinen“ Delfin zu treffen. Ich wollte solche Erfahrungen, wie sie in einschlägigen Büchern beschrieben sind, auch selbst erleben. Nun vergingen die Tage, und mit den Delfinen zusammen zu sein, war in jedem Augenblick unbeschreibliches Eins-Sein, aber „mein“ Delfin tauchte nicht bei mir auf. Erst als ich mich gegen Ende der Reise von diesen wunderbaren, weisen Geschöpfen der Natur innerlich verabschiedet und mich für alle Erlebnisse bedankt hatte, überraschten mich zwei Delfine mit ihrer Nähe und Kraft. Sie nahmen mich in ihre Mitte, sie berührten und begleiteten mich im ständigen intensiven Blickkontakt eine endlose Weile, in der ich jedes Zeitgefühl verlor!

Kannst du erahnen, welche Kapriolen mein Herz in diesen Minuten schlug?

Wie klar wurde mir, was es heißt,

- das Wollen und Warten gehen zu lassen,
- sich dem Augenblick hinzugeben,
- das anzunehmen, was ist,
- Vertrauen zu haben darauf, dass das, was man braucht, zur richtigen Zeit kommt.

Seitdem ist mir stärker bewusst: Das Leben stellt mich im Alltag immer wieder neu auf die Probe. Ich muss wohl öfter daran erinnert werden, dass das, was ich im Urlaub durch die Delfine spielerisch erfahren hatte, als Lektion im richtigen Leben auch gründlich geübt und realisiert werden will.

Auf privater wie beruflicher Bühne treten gleichzeitig immer wieder Veränderungen ein. Ich lasse Menschen, gewohnte Verhaltens- und Arbeitsstrukturen los, mehr oder minder „freiwillig". Alte Existenzängste bringen mein Vertrauen und meine Hingabe von Zeit zu Zeit arg ins Wanken, bis die Lektionen gelernt sind und letztlich dadurch auch mein Vertrauen weitergewachsen ist.

Es wird wie bei einer Zwiebel Schicht für Schicht bearbeitet. Ich erlaube mir zu zweifeln, meine Angst zu fühlen, und das ist jedes Mal ziemlich aufrüttelnd oder schmerzvoll. Immer dann, wenn es mir gelingt, den Widerstand gegen etwas aufzugeben, kommt etwas in Fluss, minimiert das wiedergewonnene Vertrauen die Angst. Die Lösungen ergeben sich wie von selbst, bis die nächste Lektion mich herausfordert, das Gelernte zu leben.

Tiefer forschen

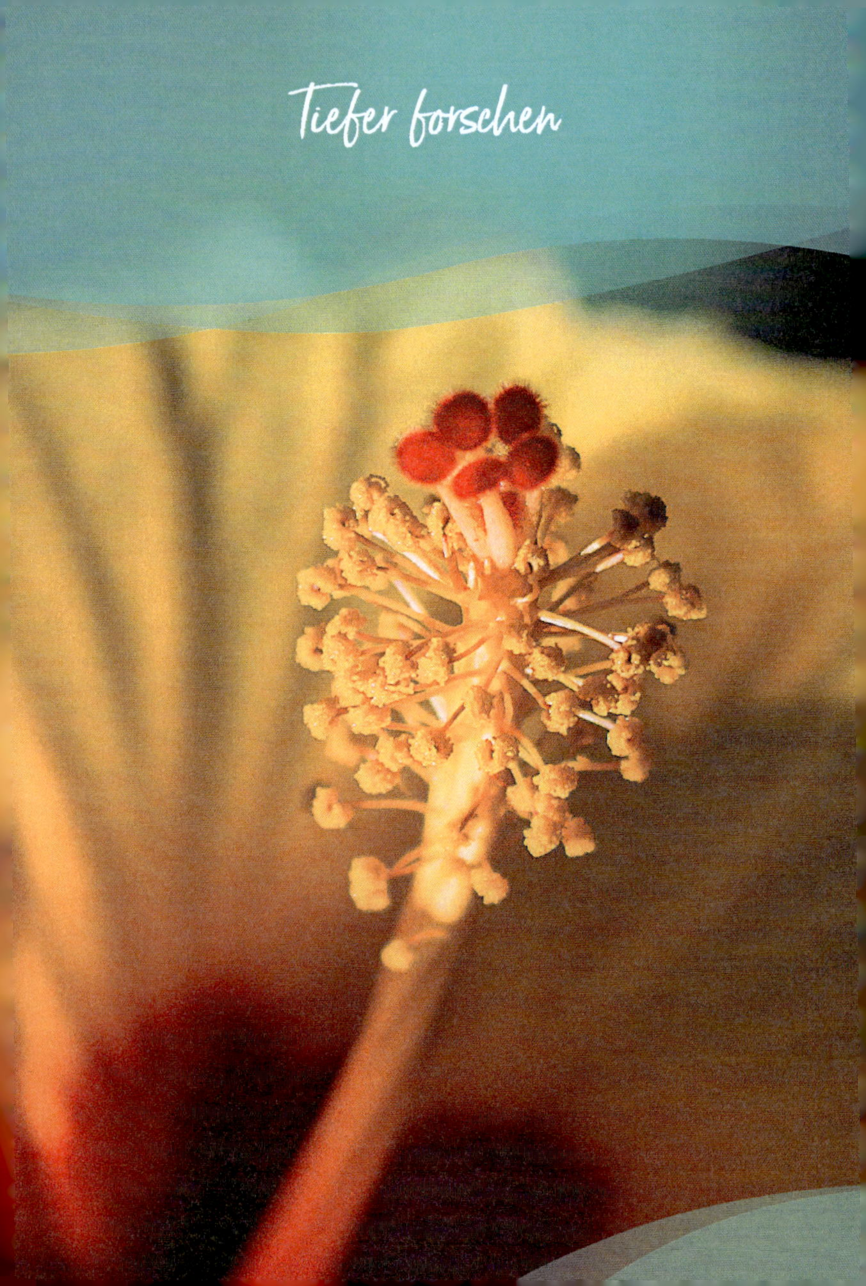

Die folgenden (teils schon bekannten) Fragen sind als vertiefende Anregungen gedacht, dich noch genauer zu erforschen und deine eigenen Antworten in dir zu finden:

Erlaubst du dir
die Vorstellung, dass in dir das Potenzial und die Kreativität stecken, Fülle und Wohlstand für dich zu erzeugen?

Erlaubst du dir,
dein Herz zu öffnen und dich auf Fühlen, Sehen und neugieriges Erfahren (einer Situation hingeben) einzulassen?

Erlaubst du dir,
dir bewusst zu sein, in jedem Augenblick eine Wahl zu haben, aus den unendlichen Möglichkeiten des Lebens zu schöpfen?

- Energie fließt immer dorthin, worauf sich deine Aufmerksamkeit richtet.
- Gedanken erschaffen Materie.
- Wünsche realisieren sich entsprechend deiner Ressourcen.
- Liebevolles Verbinden mit anderen stärkt kreative Kräfte.

Erlaubst du dir,
Kritik anderer an deinem Verhalten, deiner Leistung anzunehmen und in dir zu schauen, was davon wirklich zu dir gehört?

Bei dir zu schauen, was diese Kritik in dir auslöst?

Erlaubst du dir,
dich im Herzen, in deinem Innersten gut zu fühlen trotz der Kritik?

Welcher Teil deiner Persönlichkeit kann sich von Kritik „treffen“ lassen?

Wer oder was bleibt unberührt?

Erlaubst du dir,
Ärger, Ängste und Wut in dir anzuschauen, sie in dir zuzulassen als deine Schattenseiten?

Erlaubst du dir,
Frustration zu fühlen, ihre Wurzeln zu erfahren und in dir zu erforschen?

Sobald du es schaffst, aus einer Beobachter-Position (also neutral, ohne dein Ego, deine Glaubenssätze und Programmierungen) heraus zu reflektieren, bist d***u der Schöpfer deines Lebens*** und kannst jede Situation im JETZT bewusst beeinflussen.

Erlaubst du dir,
dir selbst zu verzeihen – all die Situationen, in denen du selbst nicht gut mit dir umgegangen bist?

Erlaubst du dir,
einem Mitmenschen zu verzeihen, der nicht gut mit dir umgegangen ist?

Erlaubst du dir,
dir selbst zu vergeben, dass du in diesen Jemand falsche Erwartungen gesetzt hast?

Erlaubst du dir,
dir zu verzeihen, dass du nicht immer vergeben kannst?

Erlaubst du dir,
Mitgefühl zu entwickeln und danach zu handeln?

Erlaubst du dir,
alle (auch die chaotischen) Situationen in deinem Leben lächelnd anzuschauen und deinen Widerstand aufzugeben – den dein Ego aufrechterhält, um seine Kontrollfunktion zu erhalten?

Erlaubst du dir,
diese „Anfechtungen" des Egos einfach als Inspiration zu verstehen, um das Ego loszulassen und Neutralität, Gelassenheit üben zu können?

Erlaube dir,
Milde und Güte aus deinem Herzen sichtbar und fühlbar werden zu lassen!

Erlaube dir,
präsent zu sein!

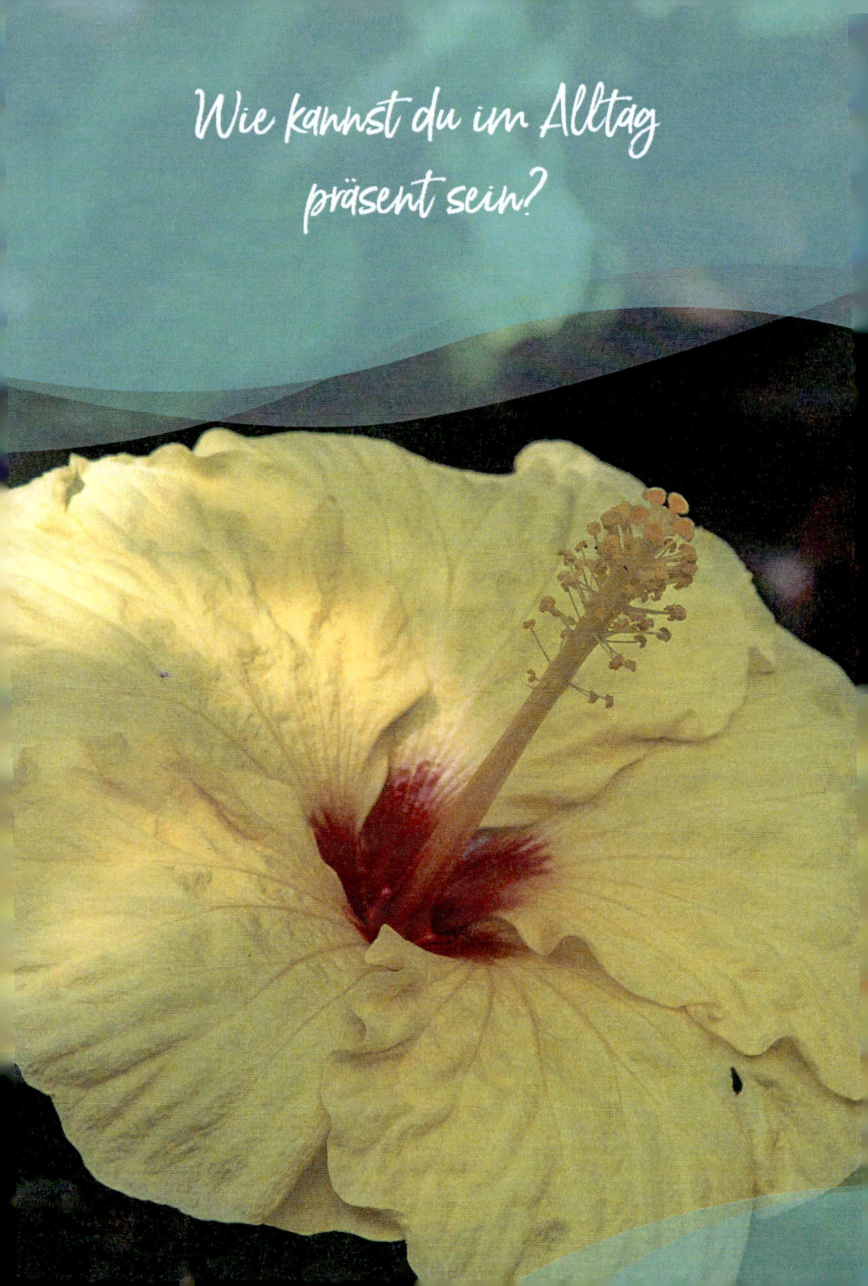
Wie kannst du im Alltag präsent sein?

- Beim Essen eine „Kau-Meditation" praktizieren, bei der du dich hundertprozentig nur auf das Kauen, den Geschmack des Essens konzentrierst. Gleichzeitig nimmst du vor deinem inneren Auge wahr, wie die Nahrungsmittel hergestellt (Pflanzen gesät, geerntet und Tiere gepflegt) wurden, wie Menschen ihre Mühe, Liebe und Kraft in deren Zubereitung achtsam hineingegeben haben usw. Es ist deine neue Bewusstheit, deine Nahrung dankbar anzunehmen und zu genießen.

- Im Stau stehen: Statt dich selbst mit den üblichen Gedanken der Ungeduld zu nerven und zu stressen, atme bewusst und nutze die Zeit, um in deinen inneren Raum zu gehen, einfach dich und die Umgebung ohne Wertung nur zu beobachten. Das beruhigt den Geist.

- Schmerz zu beobachten, gehört sicher zu den schwersten Übungen. Das heißt, dich nicht mit dem Schmerz zu identifizieren („ich bin der Schmerz"), sondern lediglich zu beobachten: Der Schmerz ist dort am Knie, ist im Rücken, ist im Kopf usw. So als wärest du ein neutraler Beobachter. Du wirst sehen, es wird leichter. Obwohl der Schmerz nicht verschwindet, leidest du weniger darunter.

- Aus dem Fenster schauen: ein Haus, einen Baum sehen und gleichzeitig gewahr werden, dass der Baum aus einem Samen gewachsen ist. Bewusst „sehen“, mit welcher Liebe und Professionalität das Haus geplant und gebaut wurde, und dass es jetzt Schutz und Raum bietet.

- Dankbarkeit üben, in jedem Augenblick, für jedes Detail im Leben.

- Freude verspüren usw.

Und noch ein Vorschlag, um Präsenz zu üben:

Wo mir die Idee zu diesem Bild über den Weg lief, weiß ich nicht mehr, doch es ist sehr hilfreich, sich positive und negative Erlebnisse eines Tages mit einer kleinen Übung ins Bewusstsein zu holen:

Stelle dir zwei Gefäße bereit und besorge dir weiße und dunkle Bohnen (Linsen, Murmeln). Immer, wenn dir Positives widerfährt, lege eine weiße Bohne in die eine Schale, bei wirklich negativen Erfahrungen lege eine dunkle in die zweite Schale.

Schau am Ende des Tages, wieviel Lichtvolles du in deinem Leben erfahren hast! Die weißen Bohnen machen es dir „be-greiflich“.

Präsent zu sein, erfolgt quasi im Moment, beim Hinsehen, im SO-SEIN – ganz in der Wahrnehmung deiner Sinne (tasten, sehen, riechen, schmecken) und ohne unnötige Gedanken. Bewusstes Sein entsteht beim Atmen. Sei dir bewusst, dass du lebst, denn das unterbricht den quirligen Strom deiner Gedanken und lässt dich im JETZT verweilen. Du bist dir deiner Bewusstheit bewusst. Es gibt nur das Jetzt.

Erlebe und nutze alle diese Momente des Seins im Alltag, um in deinem inneren Raum zu ruhen als Momente deiner spirituellen Entwicklung. Dieser innere Raum in dir erweitert sich damit kontinuierlich und lässt dich deine wahre Größe erleben und realisieren.

Du bist nicht länger jedes Mal gefangen in deinen konzeptionellen programmierten Reaktionen deiner Persönlichkeit, deines Egos, deiner eigenen Geschichte. Du bist in diesem Raum, in dieser Präsenz, nicht mehr identifiziert mit deiner Geschichte. Damit eröffnet sich eine tiefere Dimension von Identität in dir, in der du nicht länger von anderen getrennt bist, nicht länger allein durch die bewertenden Filter deines Egos die Welt anschaust. In diesem Raum ist alles miteinander verbunden. Du kannst mit anderen in diesem Raum in friedvoller, liebevoller Weise im Beziehung treten. Das erzeugt einen Zustand des Friedens und Eins-Seins in dir. Du erfährst in essenzieller wunderbarer Weise ***deine wahre Größe – und die ist unabhängig von all dem, was du in deiner Ego-Identität in deiner Geschichte bist***.

Sich in diesem Raum in Harmonie mit anderen verbunden zu fühlen, ja verbunden zu wissen, lässt den Frieden auf diesem Planeten wachsen. Dann veränderst du die Welt!

Vision

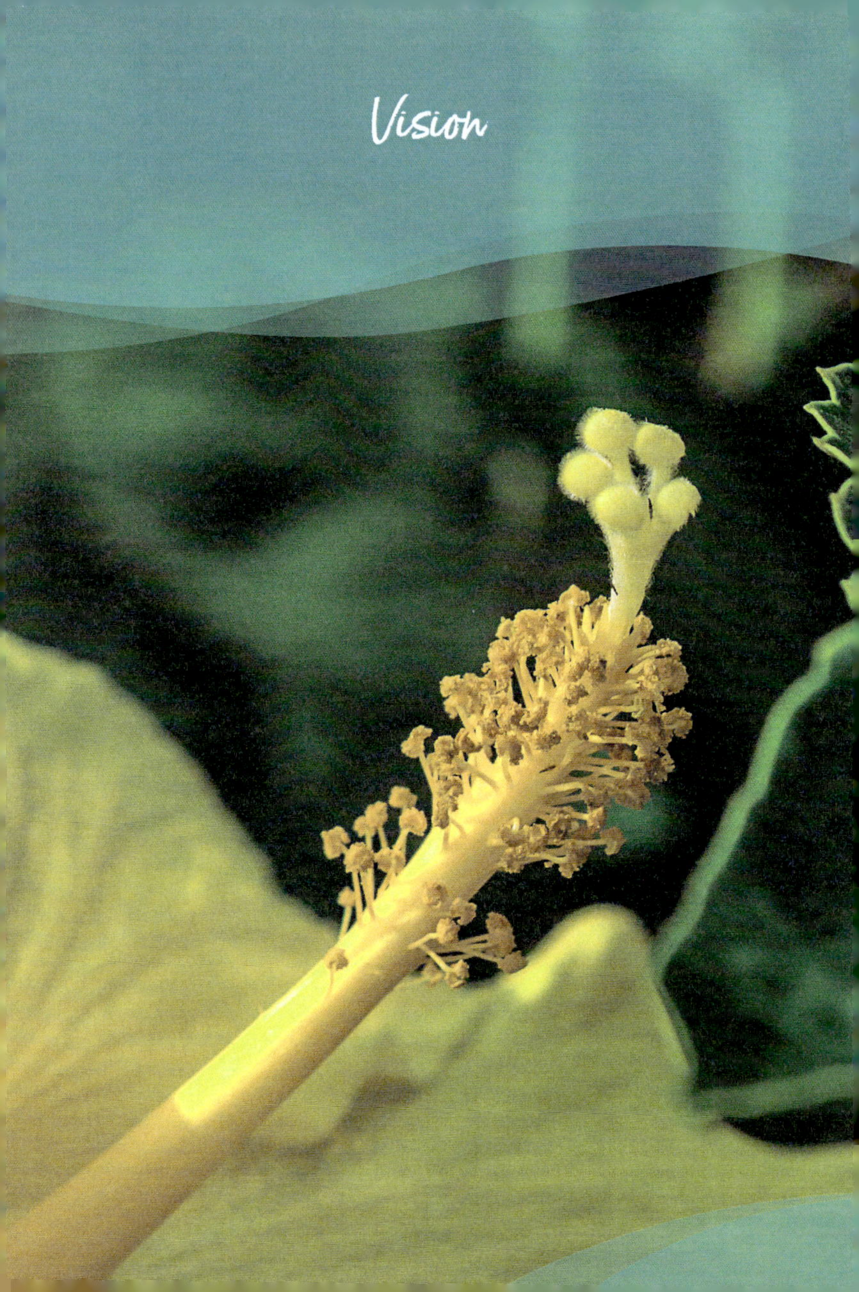

Zur Zusammenfassung und Vertiefung:

Was hast du bis hierher über dich erfahren?

Ist dein Inneres durch deine Emotionen aufgewirbelt?

Gib dir selbst die Erlaubnis, dass das so sein darf, es ist ja immer nur ein Augenblick, nichts hält ewig an.

Wie steht es mit deinen Zielen, Wünschen, Vorstellungen und Denkmustern?

Freue dich, dass sich in dir etwas bewegt. Bewegung ist Leben, sagen die Osteopathen in dem Verständnis ihres ganzheitlichen Heilwissens.

Erwarte nicht, dass du nach einmaligem Lesen schon ein neuer Mensch bist.

Vielleicht hast du Lust, die Fragen als Inspirationen zum In-Bewegung-Bleiben immer wieder mal anzuschauen, wenn es für dich gerade passt.

Erlaube dir, selbst festzustellen, wie tief du gehen willst und kannst.

Erlaube dir, durch Ändern deiner Gedanken, deines Bewusstseins und deiner Gewohnheiten, ***deinen Weg*** selbst zu gestalten.

Wenn du das Gefühl hast, dass sich durch das tiefe, ehrliche und unverblümte Reflektieren der Fragen im Buch neue Horizonte deines Wesens eröffnet haben, wirst du sicher auch die Erfahrung machen, dass sich Grenzen, die du selbst gesetzt hast und/oder dir hast setzen lassen, auflösen und sich neue Türen für dich öffnen.

Jedes erneute und tiefere Betrachten (auch der Emotionen und alten Muster) und erst recht jede *bewusste Erfahrung* gibt dir die Chance, neue Horizonte in dir zu erschließen. Du bist selbst der Regisseur, der dir in vielen kleinen und großen Beispielen von „Erlaube-dir" helfen kann, Stück für Stück in deine authentische Rolle im Leben hineinzuwachsen. Diese Rolle ist eine andere als die, in deren Kostüm du bisher auf der Bühne des Lebens gespielt hast. Du gelangst – Schicht für Schicht deine „Mauern" oder „Hüllen" auflösend – immer tiefer zu deinem wahren Selbst.

Du ***lebst*** mehr und mehr ***dein wahres Selbst***.

Be who you really are!

Je mehr du deine Kraft spürst, je mehr du dein wahres Selbst kennenlernst und mit ihm eins wirst, desto mehr wirst/bleibst du dein eigener Herr.

Du kannst nun strahlend und uneingeschränkt für dich stehen, weil du in deiner Mitte bist. Immer intensiver verbunden zu sein mit deinem höheren Selbst, ist Heilung. Du wirst im Laufe deiner Entwicklung hoffentlich erkennen und erfahren, dass du zum Heilwerden niemand anderen brauchst als dich selbst.

Das glaubst du nicht?

Es ist gut, wenn du äußere Hilfe – ob konventionell schulmedizinisch oder alternativ heilmethodisch – zu einem für dich geeigneten Zeitpunkt annehmen kannst. Letztendlich geht es beim Heilwerden darum, dass sich deine Persönlichkeit mit deiner Seele vereint, und im Idealfall wird dabei auch die Körperebene gesunder.

Es kann sogar geschehen, dass ein Mensch (z. B. durch eine Krankheit) auf seinem letzten Stück Lebensweg reift, diesen heilenden Frieden erlebt, bevor die Seele den Körper verlässt.

Erinnerst du dich an den Abschnitt über Lebenseinbrüche und Entwicklung? Dass Menschen Entwicklung und innere Heilung erfahren können aus Schicksalsschlägen? Selbst wenn Krankheit oder Tod sie ereilt? Derart offene Fragen lassen viele mögliche Antworten aufkommen. Beobachte einfach deine Reaktion (Emotion, Körpergefühl). Darin steckt jetzt für dich die wertvollste Information über dich selbst.

Die äußere Hilfe für die physische Ebene können wir natürlich weiterhin erbitten und annehmen, nur die Verantwortung, wie wir durch unser Bewusstsein mit Erfahrungen umgehen, liegt allein bei uns selbst. Und das ist damit gemeint, wenn es heißt: ***Nur wir selbst können uns heilen.***

In deiner eigenen Dynamik, deinem Tempo, kannst du dich schrittweise zu deinem Herzen hin entwickeln, deine eigenen Grenzen annehmen, um sie dann Schicht für Schicht aufzulösen.

Du bist derjenige, der sich die Erlaubnis gibt, sein Leben eigenverantwortlich zu gestalten.

Du bist derjenige, der in jeder Situation neu selbst Verantwortung für seine Entscheidungen übernimmt.

Dann fühlst und machst du dich nicht mehr abhängig davon, was andere über dich denken. Du bist frei von der Abhängigkeit von Zuwendung und Liebe anderer Menschen.

Erlaube dir, diese Eigen-***Verantwortung*** zu übernehmen und ebenso Selbst-***Vertrauen*** in dir wahrzunehmen.

Vertraue darauf, dass das Leben es nur gut mit dir meint. Denn wir können natürlich mit unserem ganz tief empfundenen menschlichen Wunsch nach Heil-Werden nicht übersehen, was wirklich gut für uns ist.

So, wie du dir erlaubst, eine vertrauensvolle Grundhaltung zu pflegen, kannst du den – meist unbewussten – inneren Widerstand gegen das, *was gerade ist*, bewusst aufgeben.

Dein innerer Beobachter weiß genau, wann du loslassen, wann du geschehen lassen und wann du annehmen kannst.

Erlaube dir, ihn wahrzunehmen, ihm zuzuhören und ihm zu vertrauen.

Du kannst *präsent* im Augenblick sein und und die Dinge ***aktiv aus eigener Entscheidung annehmen***. Das wäre ***keine Opferhaltung***, sondern ein Schritt in deine ***weibliche Energie*** – ob Frau oder Mann.

Du kannst dir erlauben, dich abzugrenzen oder hinzugeben – immer, wenn dies nötig ist und überall da, wo du es gerade brauchst.

Damit kommst du der Harmonie, dem Frieden, der Gesundheit und Heilung ein Stück näher.

Wäre es nicht wunderbar, wenn jeder immer mehr aus Liebe zu sich selbst und für den Nächsten handeln könnte?

Schlusswort

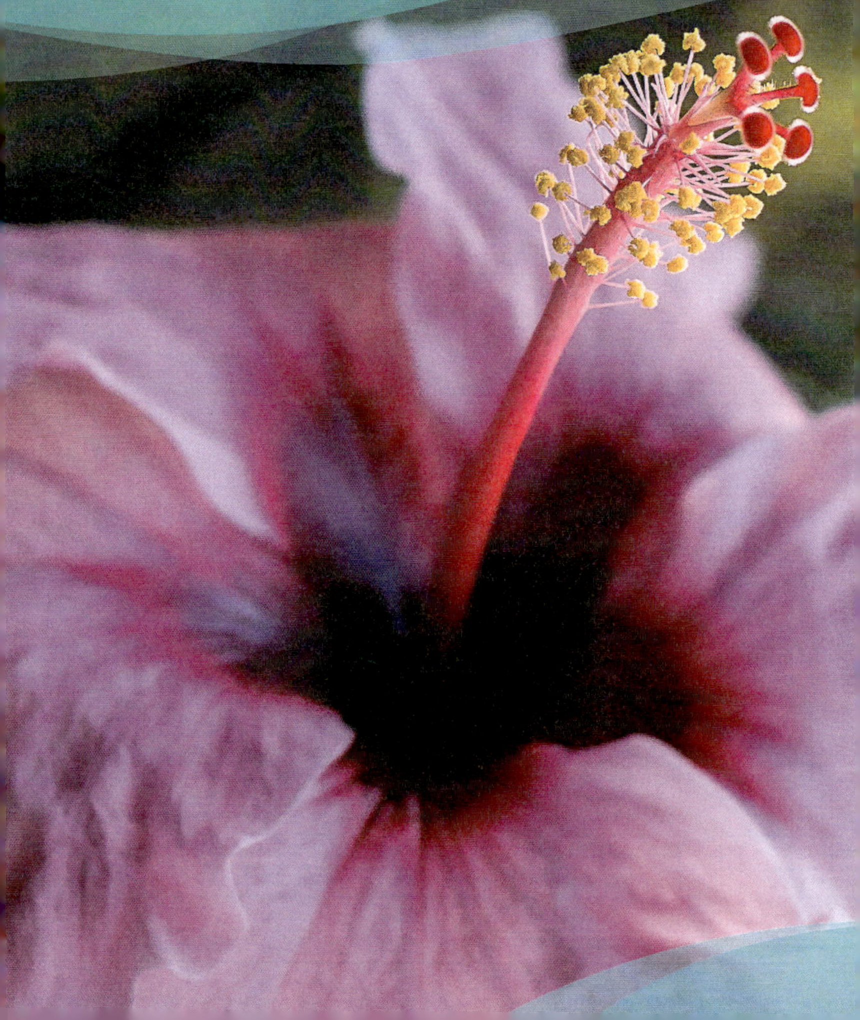

Ich wünsche dir, dass du deine weiblichen und männlichen Prinzipien entdeckst, erfährst und alles als deine Eigenart liebend annimmst!

Ich wünsche dir, dass du so deine ur-eigene Kraft und Seelenstärke entdeckst und lebst.

Ich wünsche dir, dass du dich nicht klein machst. Es hilft niemandem – am wenigsten dir selbst.

Ich wünsche dir, dass du die Größe und das Potenzial deines wahren Selbst erkennst.

Ich wünsche dir, dass du in deine Präsenz wächst, aus der das strahlende Licht deiner Seele immer leuchtet.

Ich wünsche mir, dass die Inspirationen dieses Buches möglichst viele Menschen anregen, ihre einzigartige spannende Reise zu beginnen!

Möge dieses Buch für jeden von uns eine Hilfe zum Erwachen sein!

Anneliese Busse, im Januar 2018

Anhang

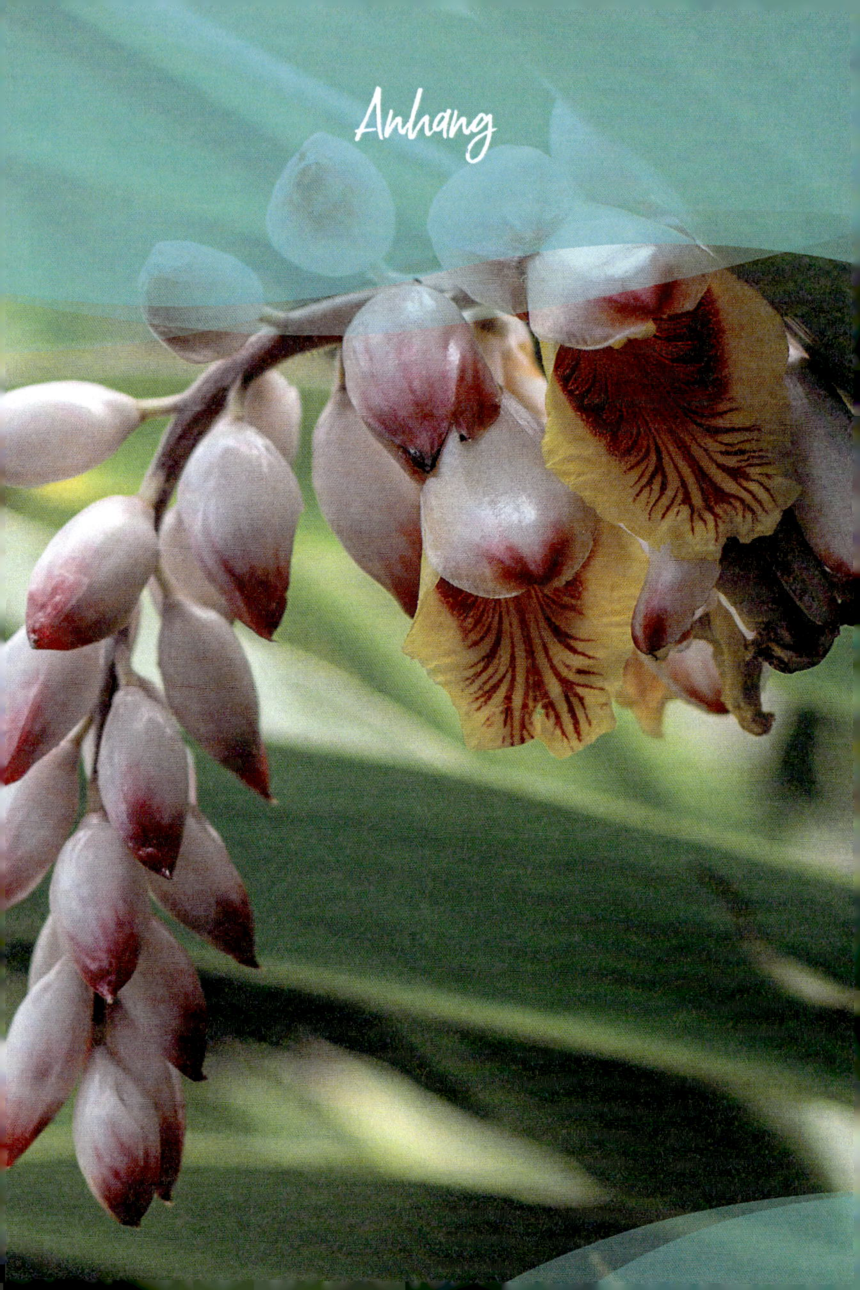

Die nährende Energie „Yin“ (weiblicher Aspekt)

- ist nach innen gerichtet,
- ist im Handeln eher auf den Vorgang gerichtet als auf das Ziel,
- nährt,
- empfängt,
- ist gütig, liebt bedingungslos,
- lässt geschehen,
- weiß intuitiv,
- bringt Geschehnisse und das große Ganze in Zusammenhang,
- verbindet,
- sucht Gemeinschaft in Beziehung,
- kooperiert,
- nimmt an,
- akzeptiert, was ist,
- löst inneren Widerstand auf,
- lässt Verzeihen zu (auch sich selbst!),
- erlaubt Hingabe und Vertrauen.

Die dynamische Energie „Yang“ (männlicher Aspekt)

- ist nach außen gerichtet,
- Dynamik, Aktivität, Bewegung,
- Wettbewerb,
- Leistung,
- denkt analytisch und handelt danach,
- fokussiert sich auf ein Ziel,
- löst Probleme,
- trifft vom Intellekt geführte Entscheidungen,
- übt Kontrolle aus,
- Aggressivität (als positiver kraftvoller Aspekt einer Handlungsbereitschaft gemeint),
- baut Hierarchien auf,
- zieht Grenzen,
- liebt Perfektion.

Atem-Meditation

Wir achten nicht nur darauf, wie der Atem den anatomischen Atemwegen folgt, sondern wie er durch den ganzen Körper fließt.

Hier wirst du den Atem ganz genau kennenlernen.

(Das kursiv Gedruckte hilft, die Atemtechnik intensiver zu erleben)

- Sitze in entspannter Körperhaltung aufrecht oder finde deine Balance im Stehen. (Liegen birgt die Gefahr, einzuschlafen)
- Halte die Augen geschlossen. *Nach einiger Übung: Richte den inneren Blick auf die Stirn, hinter die Nasenwurzel.*
- *Ebenfalls nach einiger Übung: Lege deine Zunge an den Gaumen hinter die oberen Schneidezähne.*
- Nach ein paar kurzen, tiefen Atemzügen beginnst du mit dem langsamen, tiefen Atmen, wobei du die Aufmerksamkeit auf den Fluss und die Bewegung des Atems im Körper richtest.
- Gehe in die geistige Haltung, dass alles sein darf, was gerade geschieht,
  – ohne zu bewerten,
  – mit einem inneren Lächeln.

- Versuche nicht, irgendwelche Erwartungen aufzubauen, konkrete Erfahrungen machen oder Erfolge bemerken zu müssen.
- Auch wenn du in der Meditation Visionen oder Zeichen wahrnehmen solltest, lass sie einfach beiseite und halte deine Aufmerksamkeit stetig auf die Atmung ausgerichtet.

Meditationen bringen jedem Menschen eigene Erfahrungen, die auch jeder mit nur seinem eigenen Vokabular beschreiben kann.

Atem-Meditationen sind eine Brücke, um ein tieferes Verständnis des Geistes/Bewusstseins und des Herzens zu bekommen.

In Atem-Meditationen richten wir die Aufmerksamkeit auf den Fluss des Atems. Atmen können wir nur im Hier und Jetzt, weder in der Vergangenheit noch in der Zukunft. Neben der Versorgung des Blutes mit Sauerstoff und der Reinigung des Körpers über die mit der Atemluft ausscheidenden Stoffwechselgase gibt es weitere wohltuende Aspekte zum Thema Atmung:

Atmen hilft uns, ***präsent im Augenblick***, in der Gegenwart zu verweilen.

Eine bewusste Atempause bewirkt eine ***Synchronisation des „Energie-Körpers" mit dem physischen Körper:*** Wir gelangen in einen Zustand der inneren Ruhe, Zentriertheit und Gelassenheit.

Eine solche Atempause hilft, ***Stress zu reduzieren*** und sich zu entschleunigen. Entschleunigung bedeutet, sich darüber klar zu werden, welche Ziele und Werte im Augenblick und im Leben erstrebenswert sind.

Tiefes bewusstes Atmen bringt die Lebenskraft ***Qi*** oder ***Prana*** ins Fließen – so lehren es die östlichen Heilweisen.

Atmung: heilsame Gedanken-Inspirationen

Wenn du üben möchtest, mit Hilfe deines Atmens im Hier und Jetzt zu sein, kannst du die eine oder andere Inspiration aus den nachfolgenden Sätzen[1] mit in den Atem hineinnehmen.

Atem-Meditation aktiviert oft tief im Unterbewusstsein abgelegte Erinnerungen, die bei dir als Freude und öfter auch als Wut, Ärger oder Schmerz wiederauftauchen können. Lass es liebend und milde geschehen. Es sind Energien aus Emotionen, die im Schwingungsfeld deines Körpers nur so lange bei dir bleiben, bis du sie loslassen kannst.

Wähle als Hilfe zum Loslassen einen der folgenden Sätze als passend für dich aus.

Vielleicht siehst du mit deinem inneren Auge den Satz auch als überdimensionalen Schriftzug auf einem riesengroßen Plakat. Wiederhole ihn liebevoll bei jedem Atemzug – so oft, bis sich in dir Frieden und Heilung für diese alten Verletzungen ausbreiten.

[1] Quelle: Mit mdl. Erlaubnis des Verfassers, übersetzt aus „daily thoughts“, https://www.vajraflame.org

Unsere „Geschichte der Emotionen“ ist in uns schichtweise übereinander gespeichert und kann auch nur schichtweise bearbeitet und gelöst werden.

Erlaube dir, zu sehen, zu fühlen und loszulassen, was zu deiner Geschichte gehört und werde heiler und heiler, in deinem Tempo. Daher findest du sicher hier einige Sätze, die du neutral einfach so liest und einige, die in dir ein Echo hervorrufen. Auch Aversion und Ablehnung gegen einen Satz ist eine Reaktion, die etwas in dir aufdeckt. Wichtig ist jedenfalls, es zu registrieren und als deine Resonanz anzunehmen:

Zur Einleitung:

- *Ich sitze in vollkommener Stille, bin gänzlich mit mir in Frieden.*
- *Ich bin eins mit allem, was existiert.*
- *Ich bin glücklich und dankbar, dass der Fluss des Atmens mir ermöglicht, völlig präsent zu sein – in jedem einzelnen Augenblick.*

Affirmationen:

- *Der Atem ist mein vertrauter Lehrer, der mir unmittelbar mitteilt, wie flüchtig und vergänglich die Natur aller Dinge des Lebens ist, in allen Beziehungen und Situationen.*
- *Während ich dem Fluss des Atems folge, erlebe ich sein Kommen und Gehen so wie Ebbe und Flut der Ozeane. Ich genieße und wertschätze die Kraft des Atems.*
- *Während ich dem Fluss des Atems folge, lasse ich die Vergangenheit los.*
- *Während ich dem Fluss des Atems folge, wertschätze ich das Geschenk der Atmung, im Fluss des Lebens zu sein, und ich erlaube ihm, mich zu heilen.*
- *Während ich dem Fluss des Atems folge, löse ich das Klammern an konkrete Vorstellungen für die Zukunft.*
- *Während ich dem Fluss des Atems konzentriert folge, trete ich in meine innere Stille ein.*
- *Während ich mich auf den Fluss des Atems konzentriere, bin ich okay, bin ich ganz.*
- *Während ich dem Fluss des Atems folge, befreie ich mich von den Zwängen meiner Unzufriedenheit.*
- *Der Fluss des Atems lehrt mich die Vergänglichkeit der Dinge, Beziehungen und Situationen meines Lebens.*
- *Während ich im Kommen und Gehen des Atems ruhe, beginne ich die Kostbarkeit des Lebens wertzuschätzen.*

- *Durch den zyklischen Rhythmus des Atems lerne ich Geduld, Ausdauer und Toleranz.*
- *Ich bin glücklich und dankbar für die Güte und Weisheit, die mir an diesem Tag, in diesem Jahr geschenkt wurden.*
- *Möge mein erwachendes Herz sich heute für neue Dimensionen von Dankbarkeit und Großherzigkeit öffnen.*

Zum Abschluss der Meditation:

- *Während ich dem Fluss des Atems folge, spüre ich, wie der Atem den Körper beruhigt. Ein ruhiger, entspannter Körper beruhigt auch den Geist.*
- *Während ich das Wunderbare des Atmens heute wertschätze, bedanke ich mich für die Fülle der Segnungen des Lebens.*
- *In tiefer Dankbarkeit für die Kraft des Lebens atme ich ein, und im Ausatmen widme ich allen Wesen Mitgefühl und Liebe.*

Raum für Notizen

Literatur zum Weiterlesen

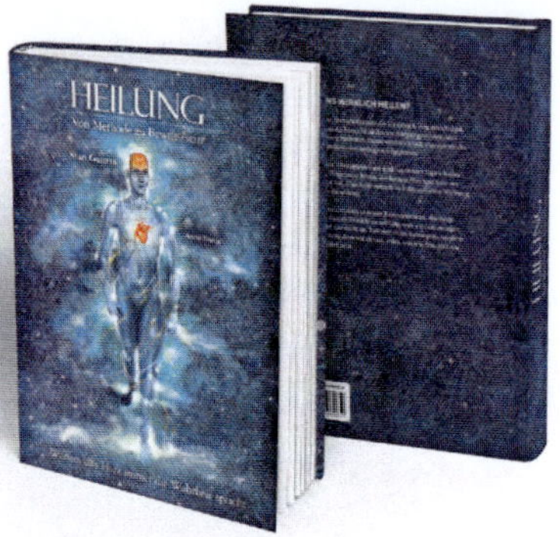

Heilung: ***Von Methode zu Bewusstsein***
Warum das Herz immer die Wahrheit spricht
von Stan Geurts, Anne Busse,
978-3000396984

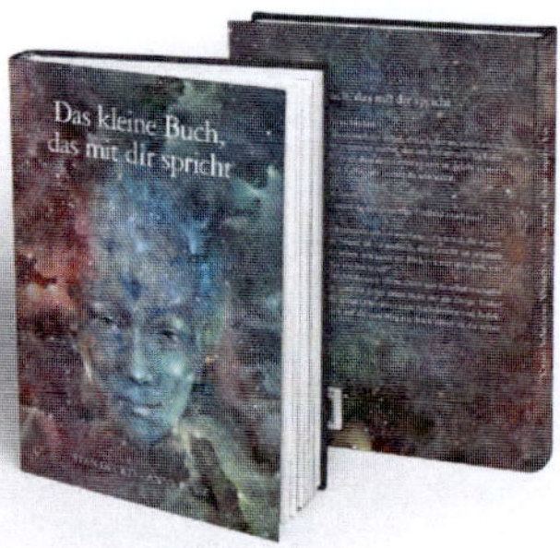

Das kleine Buch, das mit dir spricht
von Stan Geurts, Anne Busse,
978-3000449970

JETZT! Die Kraft der Gegenwart
Eckehart Tolle, ISBN 978-3-933496-53-9

Verlorene Geheimnisse des Betens
Gregg Braden, ISBN 978-3-937883-20-5

Die heilende Kraft
Dr. Deepak Chopra, ISBN978-3-932-130-25-0

Das heilende Bewusstsein
Joachim Faulstich ISBN 978-3-426-87330-4

Heitere Weisheit
Yongey Mingyur Rinpoche ISBN 978-3-442-33869-6

Ethik ist wichtiger als Religion,
der Appell des Dalai-Lama an die Welt
ISBN 978-3-7109-0000-6

Das schöpferische Universum
Rupert Sheldrake ISBN 978-3-548-37259-4

Freudensprung: *Wie das Wunschkind leichter zu dir kommt*
Namiah Bauer 978-3960515562

https://www.vajraflame.org/index

The Matter of Mind
A Book by Master Djwhal Khul through Kathlyn Kingdon

New Chakras for a New Age ,
by Master Djwhal Khul through Kathlyn Kingdon

Self-Healing
I. T. Y. S. Lama Gangchen Tulku Rinpoche first ed. Mailand: LGPP; 1994

Selbstheilung II
T. Y. S. Lama Gangchen Tulku Rinpoche & Kommentar. Mailand Italy: Lama Gangchen Peace Publications, Yeshe Lam Chen e.V.; 2006

Tantrische Selbstheilung III.
T. Y. S. Lama Gangchen Tulku Rinpoche. Peace Publications; 2010

A Rainbow of Healing Nectars.
T. Y. S. Lama Gangchen Tulku Rinpoche Lama Gangchen Peace Publications; 2010

Can Humanity Change?
J. Krishnamurti, ISBN 13-978-1-59030-072-5

Sem, The Nature of Mind
Gelek Rimpoche, ISBN 978-1-934994-00-9

Gom, A Course in Meditation
Gelek Rimpoche, ISBN 978-1-934994-00-9

Der Löwe, der zum Vegetarier wurde
Stan Geurts, ISBN 978-3943273045

Über die Autorin

Dr. med. Anneliese Busse

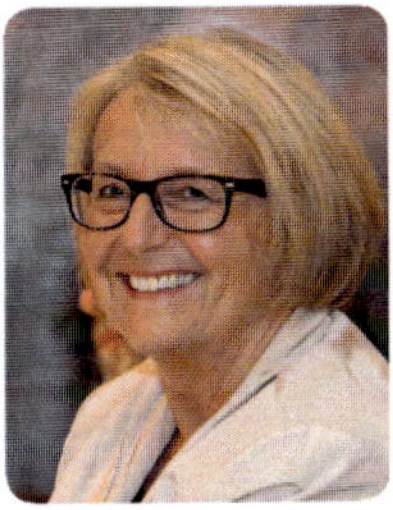

Ich begleite die Menschen seit Jahren in meiner Praxis als ganzheitlich arbeitende Frauenärztin mit Erfahrungen aus Schulmedizin, Naturheilkunde, Akupunktur, TCM und geistigem Heilen. Als Co-Autorin habe ich bereits zwei Bücher mit dem Osteopathen Stan Geurts veröffentlicht, in denen wir das Thema „Heilung mit Bewusstsein" behandelt haben.

Es ist mir seit vielen Jahren ein Herzensanliegen, Menschen Impulse zu geben, sich auf ihre Selbstverantwortung und Selbstbestimmung zu besinnen. Diese Aufgabe übernehme ich nicht nur in der täglichen Begegnung mit meinen Patientinnen in der Praxis, sondern auch in Gesprächs- und Meditationsgruppen und Workshops.

Informationen dazu sind auf meiner Homepage zu finden.

Anschrift der Autorin:
Dr. med. Anneliese Busse
Praxis für ganzheitliche Frauengesundheit
Frauenärztin – Akupunktur – Naturheilverfahren
Poststr 3
52428 Jülich
www.gynaekologie-busse.de
dr.anneliese.busse@web.de